Pflege
MANAGEMENT

Birger Schlürmann

Was die PDL wirklich braucht

Neue Lösungen für richtige gute Arbeitsbedingungen

Strategien & Tipps von PDL'ern für PDL'er

schlütersche

Birger Schlürmann arbeitet seit 20 Jahren im Management und in der Beratung für ambulante und stationäre Pflegeeinrichtungen.

»Die Ziele liegen immer jenseits der Angst!«

BIRGER SCHLÜRMANN

Bibliografische Information der Deutschen Nationalbibliothek
Die Deutsche Nationalbibliothek verzeichnet diese Publikation in der Deutschen Nationalbibliografie; detaillierte bibliografische Daten sind im Internet über http://dnb.de abrufbar.

ISBN 978-3-8426-0847-4 (Print)
ISBN 978-3-8426-9086-8 (PDF)
ISBN 978-3-8426-9087-5 (EPUB)

Titelbild: jozefmicic – stock.adobe.com
Covergestaltung und Reihenlayout: Lichten, Hamburg
Satz: Sandra Knauer Satz · Layout · Service, Garbsen
Druck: Beltz Bad Langensalza GmbH, Bad Langensalza

Inhalt

Vorwort

Ich durfte im Jahr 2019 aktiv beim Projekt »Verbesserung der Arbeitsbedingungen in der Pflege« mitwirken. Mein damaliger Kollege Dr. Jan Appel und ich konnten den Zuschlag bei der entsprechenden Ausschreibung für unseren ehemaligen Arbeitgeber gewinnen. Im Projektverlauf ist mir aber immer deutlicher geworden, wie sehr sich in den letzten Jahren der Branchenfokus auf die Mitarbeiterzufriedenheit und auf den Pflegepersonalmangel gelegt hat. Was aus meiner Sicht völlig hintenüber fällt, ist die Situation und die Arbeitszufriedenheit der Pflegedienstleitungen.

Oft geht es in der Literatur, in Diskussionen und Projekten immer um die Mitarbeiter in der Pflege sowie um die Patienten und Bewohner. Diese Themen sind aus meiner Sicht hinreichend auserzählt. Zumal sich vor allem bei der Bezahlung für Pflegekräfte endlich etwas in die richtige Richtung bewegt. Was hingegen endlich in den Fokus der öffentlichen Wahrnehmung gehört, sind die Sorgen und Nöte der Pflegedienstleitungen.

Aus diesem Grunde befasst sich das vorliegende Buch ausschließlich mit der Sichtweise und der Situation von Pflegedienstleitungen. Mein Ziel ist es nicht weniger, als grundsätzlich deren Arbeit endlich einmal gebührend zu würdigen und ihnen Möglichkeiten aufzuzeigen, das eigene, problematische Arbeitsfeld so umzugestalten, sodass der Job wieder Freude macht. Denn das ist das Gute am Job der PDL: Wohl kaum eine andere Position in der Altenpflege kann so viel Handlungs- und Gestaltungsspielraum eröffnen wie die Position der Pflegedienstleitung im ambulanten Pflegedienst. Aber auch die PDL-Kollegen im stationären Bereich hätten bei besseren Rahmenbedingungen ebenfalls ein vielseitiges Tätigkeitsfeld, das u. a. Raum für Innovationen im Bereich Pflege und auch der Personalentwicklung gäbe.

Mein Buch richtet sich deshalb sowohl an ambulante als auch stationäre Pflegedienstleitungen, wenn auch einige Beispiele eher auf den ambulanten Bereich zugeschnitten sind. Das gilt v. a. für die Beispiele zur Entlohnung, die Prämienmodelle und manche Arbeitszeitmodelle. Das liegt einfach daran, dass der Handlungsspielraum in der ambulanten Pflege strukturell bedingt breiter ist und die betriebswirtschaftliche Steuerungsmöglichkeiten bzw. -erfordernisse für die ambulante PDL höher sind. Hingegen sind alle Beispiele und Anregungen im Bereich »Kommunikation und Coaching« sowohl ambulant als auch stationär anwendbar.

Für dieses Buch habe ich einige Pflegedienstleitungen aus verschiedenen beruflichen Umfeldern zu Wort kommen lassen. Aus den Interviews wird sehr deutlich, wo der Schuh drückt. Aber gleichzeitig wird auch viel Hoffnung geäußert und es schwingt sehr viel Eigenmotivation und Innovationskraft mit.

Um die Pflegedienstleitungen auch konkret im Gespräch mit budgetverantwortlichen Vorgesetzten zu unterstützen, führe ich immer wieder Rechenbeispiele und Methoden auf. Diese können als Vorlage genutzt werden, um heikle Budgetgespräche mit Vorgesetzten durchzuführen. Leider ist es oft so, dass Pflegedienstleitungen nicht befugt sind, über ein Budget zu verfügen. Im Gegenzug sollen sie aber vor allem mängelfreie MDK-Prüfungen liefern, einen überstundenfreien Dienstplan gewährleisten, die Krankheitsquote unter 5 Prozent drücken und natürlich den Pflegegradschnitt hoch halten bzw. im ambulanten Dienst zweistellige Renditen sicherstellen.

Im letzten Abschnitt habe ich Wünsche und auch Forderungen an die Politik und die Kostenträger zusammengetragen. Das ist dringend notwendig, wenn sich nachhaltig etwas an den allgemeinen Bedingungen in der Altenpflege ändern soll. Ein »weiter so« kann nicht die Antwort sein. Denn nicht nur der Verlust von Pflegefach- und hilfskräften, die aus dem Beruf fliehen, sondern auch die Flucht der Pflegedienstleitungen muss gestoppt werden. Aber solange Politik und Kostenträger Rahmenbedingungen dulden, in denen eine PDL weniger verdienst als im bundesweiten Durchschnitt (ca. 4.000 Euro brutto im Monat über alle Branchen) und gleichzeitig täglich verzweifeln, weil sie die Bewohner- bzw. Patientenversorgung nicht mehr sicherstellen können, brauchen wir uns nicht zu wundern, wenn es immer weniger gute und innovative Pflegedienstleitungen gibt.

Eine Pflegedienstleitung ist sowohl in einer stationären Einrichtung als auch in einem ambulanten Pflegedienst der Dreh- und Angelpunkt. Und die PDL ist vor allem das Aushängeschild nach außen. Da kommt es auch auf die Ausstrahlung an. Hierzu passen ein paar treffende Sätze, die von Sonja Hollerbach (Coach und Dozentin) stammen, die sie auf der Online-Plattform LinkedIn veröffentlicht hat: *»Erkennt man einen Menschen nicht vielmehr an der Atmosphäre, die er durch seine Gegenwart erzeugt, statt an dem, was er sagt? Denn in dieser kleinen und umso feineren Frage versteckt sich so viel Wahrheit, deren Tiefe Du erst dann vollkommen zu verstehen magst, sobald Du Dich mit Dir selbst und anderen in Verbindung fühlst.*

Atmosphäre ist etwas Magisches. Du bist die Atmosphäre. Schaffst Du eine Atmosphäre der Wertschätzung, der Achtung, des Wohlfühlens? Schaffst Du es, durch Deine bloße Anwesenheit, Andere größer zu machen oder hast Du Angst, dabei selbst kleiner zu werden?

Du bist der Ursprung für all das, was in Deinem Außen ist. Bist Du in Dir gefestigt und im Reinen, dann sind genau das auch die »Vibes«, die Du aussendest und die die Atmosphäre um Deine Person erschaffen.«

1 Die grundlegenden Probleme

Als klassische ambulante oder stationäre Pflegedienstleitung tragen Sie im Schnitt die Verantwortung für 109 Patienten[1] bzw. 64 Heimbewohner[2] bei durchschnittlich ca. 77 Pflegeplätzen[3]. Hierbei handelt es sich v. a. um pflegebedürftige Menschen mit zum Teil erheblicher Multimorbidität im körperlichen und/oder psychischen Bereich.

Als Pflegedienstleitung sind Sie gegenüber den Kostenträgern (Kranken- und Pflegeversicherung sowie Sozialhilfeträgern und Heimaufsichtsbehörden) als verantwortliche Pflegefachkraft gemeldet. Eine »verantwortliche Pflegefachkraft« ist Teil der Betriebsleitung. Zu Ihrem Aufgabenbereich gehören im ambulanten Bereich somit die Planung, die Organisation und Kontrolle – also konkret die komplette Steuerung des gesamten Pflegedienstes.

Neben der Zusammenarbeit mit den Hilfebedürftigen und Ihren Angehörigen gehört auch die Erstellung und Beurteilung von Mitarbeitern zu Ihren Tätigkeiten. Wenn Sie den Begriff der »Steuerung« genauer betrachten, zählt natürlich die Steuerung der pflegerischen Prozesse zu Ihren Kernaufgaben. Als »Durchschnitts«-PDL müssen Sie also im Schnitt die Pflegeverläufe von 109 Patienten/64 Heimbewohnern im Blick haben und notfalls schnelle und manchmal auch unpopuläre Maßnahmen treffen, um Schaden vom Patienten/Bewohner fernzuhalten.

1 https://www.pflegemarkt.com/2019/05/27/marktanalyse-zahlen-daten-fakten-analyse-ambulant-2019/
2 https://gesundheitsdaten.kbv.de/cms/html/17044.php
3 https://www.pflegemarkt.com/2016/10/28/anzahl-und-statistik-der-altenheime-in-deutschland/

Wenn Sie im ambulanten Bereich arbeiten, werden Sie festgestellt haben, dass Sie sich immer mehr auf den betriebswirtschaftlichen Erfolg und die Steuerung des Personals beschränken müssen, wobei Letzteres immer mehr zunimmt. Die gute Pflegequalität aber fällt dabei hintenüber. Aus haftungsrechtlicher Sicht ist das ein Ritt auf der Rasierklinge: Ein Urteil von 2009 des Bundessozialgerichts[4] untermauert nämlich die Priorität für die Pflegedienstleitung, sich v. a. um die Steuerung der pflegerischen Prozesse zu kümmern.

Hintergrund des Urteils war ein Rechtsstreit zwischen einem Altenheimträger (Kläger) und einer Pflegekasse (Beklagte). Der Träger wollte für eine seiner Einrichtungen die Funktion der Einrichtungsleitung mit der Funktion der PDL in einer Stelle verschmelzen. Die zuständige Pflegekasse wollte dieses Vorgehen nicht akzeptieren. Im Endeffekt scheiterte die Klage.

Die gleichzeitige Wahrnehmung der Funktion als Heimleitung und Pflegedienstleitung ist von Gesetzes wegen nicht grundsätzlich untersagt. Die verantwortliche Pflegefachkraft muss ihren Aufgabenbereich aber im Wesentlichen in der verantwortlichen Tätigkeit im Pflegebereich haben. Interessant ist die Urteilsbegründung: *»(...) Denn ihr [der PDL] obliegt nach den Vorstellungen des Gesetzgebers nicht nur die Verantwortung im Sinne einer Haftung für pflegerisches Missmanagement und etwaige Fehler, sondern darüber hinaus auch die fachlich-pflegerische Gesamtverantwortung und Leitung. Hierzu zählen in der Regel die Patientenaufnahme und Pflegeanamnese, die fachliche Planung der konkreten Pflegeprozesse, die Überwachung der Qualitätsmaßstäbe sowie die Aufstellung fallbezogener Dienstpläne, die Durchführung von Dienstbesprechungen u. ä.(...)«.*

Dieses Urteil macht glasklar deutlich, was wirklich Ihre Aufgaben als Pflegedienstleitung sind. Leider sieht die Realität anders aus, wie die nachstehenden Beispiele ambulant und stationär zeigen:

[4] https://raheinemann.de/bsg-anforderungen-an-staendige-verantwortung-einer-verantwortlichen-pflegefachkraft/

Beispiel **Der normale PDL-Alltagswahnsinn (ambulant)**

Es ist Freitag, 11:00 Uhr. Für die Region ist Bade-Wetter angesagt und der PDL gelingt es nur mühsam, den Wochenenddienst (insgesamt 22 Touren zu besetzen) abzudecken. In den nächsten zwei Stunden gehen jetzt auch noch fünf Krankmeldungen ein. Auf einen Schlag sind zehn Dienste für Samstag und Sonntag offen. Zwischen 13:00 und 16:00 Uhr ist die PDL damit beschäftigt, diese Dienste abzudecken.
Die Widersprüche für zu Unrecht abgelehnte Verordnungen bleiben liegen. Auch die Pflegedokumentationen von einigen Patienten können nicht überprüft werden. Außerdem brennt der PDL das Problem unter den Nägeln, dass bei vielen Patienten die Risikoerfassungen nicht mehr aktuell sind. Auch die Geschäftsführung fragt schon »ob nicht bald der MDK wieder kommt«.
Zwischendurch ruft auch noch der Controller aus der Verwaltung an und mahnt die »überbordenden Überstunden« an. Wie gesagt: ganz normaler PDL-Alltag…

Beispiel **Der normale PDL-Alltagswahnsinn (stationär)**

Auch die stationäre PDL einer Filiale einer Hedge-Fonds-finanzierten Altenheimkette ist in der gleichen Region tätig wie die ambulante Kollegin. Ebenso wie ihre ambulante Kollegin kann sie bereits um 11:00 Uhr am Freitag auf acht Krankmeldungen blicken.
Neben 16 offenen Diensten besteht das Problem, dass die beiden Nachtdienste nicht mit Fachkräften abgedeckt sind und auch für den Spätdienst am Sonntag bislang keine Fachkraftabdeckung gewährleistet ist.
Vorgestern war der Regionalleiter da und forderte den Abbau von 500 Überstunden in den nächsten drei Monaten. Zudem verwies er darauf, dass bei der nächsten MDK-Prüfung nichts schiefgehen dürfe, da mit den Investoren wichtige Gespräche anstünden. Außerdem hat die PDL die Kennzahl »Pflegegradschnitt 3,8« im Nacken, die unbedingt erreicht werden muss. Also, alles ganz normal…

Solche Arbeitssituationen sind mittlerweile weit verbreitet. Vermutlich haben Sie solche Tage schon mehr als genug erlebt. Als PDL stehen Sie unter immer stärkeren wirtschaftlichen Druck, der von Geschäftsführern und Inhabern ausgeübt wird.

Von unten kommt zudem ein ganz anderer Druck hinzu: Viele Mitarbeiter wissen genau, dass sie unersetzlich sind. Verlangen Sie nun als PDL eine Arbeitsleistung, die nicht weniger als der Stellenbeschreibung der (Fach-)kraft entspricht, droht man Ihnen sofort unverhohlen mit dem gelben Schein. Oder die Mitarbeiter sagen gar nichts, schicken Ihnen dafür aber am nächsten Morgen lapidar eine Krankmeldung per What's App.

Sie sehen sich auch häufig sehr empfindsamen Mitarbeitern gegenüber. Schon die leiseste Kritik wird als schwere persönliche Beleidigung gewertet. Da haben Sie dann doch häufig das Gefühl, in einem Minenfeld der persönlichen Befindlichkeiten unterwegs zu sein. Und jederzeit kann eine Mine hochgehen. Ganz egal, wie behutsam Sie Ihre Schritte setzen. Die Marktmacht liegt klar auf der Seite Ihrer Mitarbeiter.

Vergessen wir auch nicht den ewigen Ärger mit Krankenkassen und den unsäglichen MDK-Prüfungen. Auch hier stehen Sie als PDL im Mittelpunkt: Immer häufiger werden Verordnungen zur häuslichen Krankenpflege zu Unrecht abgelehnt. Fragen Sie dann nach, müssen Sie sich oft mit dummdreisten und frechen Sachbearbeitern auseinandersetzen und für das Recht Ihrer Patienten kämpfen. War es das an Problemen? Ach nein, da ist ja noch der wirtschaftliche Druck, unter dem Sie stehen...

Ein unbedarfter, branchenfremder Leser würde jetzt vielleicht davon ausgehen, dass Sie für all diese Arbeit, für diesen Druck und die ständigen Probleme, auch fürstlich bezahlt werden. Naja, es gibt ja auch verarmte Fürsten... Tatsächlich verdient eine Pflegedienstleitung laut Entgeltatlas der Bundesagentur für Arbeit im Schnitt 3.921 Euro brutto im Monat[5]. Zum Vergleich: Ein Teamleiter bei der AOK verdient 5.100 Euro pro Monat, im Jahr 61.200 Euro brutto[6].

Fakt ist: Eine Position mit einer hohen Verantwortung zur Sicherstellung von Schlüsselprozessen ist deutlich schlechter entlohnt als ein Angestellter im Gesundheitssystem ohne persönliches Haftungsrisiko. Ich denke, wir alle können Kollegen verstehen, die zu den Kranken- und Pflegekassen abwandern. Dort locken eine 4,5-Tage-Woche, keine Verantwortung für das eigene Handeln, dafür aber ein hohes Gehalt sowie komplett freie Wochenenden und Feiertage.

Hier muss sich ganz schnell etwas ändern! Der Anreiz muss doch für eine Pflegefachkraft der sein, mit erster Priorität einen Job in ihrem erlernten Beruf ausüben zu wollen.

---

[5] https://www.pflegen-online.de/altenpflege-welche-traeger-richtig-gutes-gehalt-zahlen
[6] https://www.kununu.com/de/aok-bundesverband/gehalt

Deshalb zielen viele Abschnitte in diesem Buch darauf ab, Sie als PDL in allen Bereichen zu stärken, bei denen es bislang noch etwas fehlt:

Verhaltenssteuerung bei Mitarbeitern
Wie eben geschildert, ist der Umgang mit den Befindlichkeiten der Mitarbeiter ein großer Teil der PDL-Arbeit geworden. Es gibt aber Methoden, damit besser umgehen zu können. Wenn Sie solche Methoden kennen und anwenden, stärken Sie das und verschafft Ihnen selber wieder mehr Ruhe für die übrige Arbeit.

Stärkung des Zusammenhaltes im Team
Je stärker Ihr Team Ihnen den Rücken freihält, desto leichter wird Ihnen Ihre Arbeit fallen, weil es weniger Widrigkeiten in Bezug auf kurzfristige Personalausfälle und unerledigte Aufgaben gibt. Oft hilft eine kurzfristig zeitintensive Intervention, um dafür aber mittel- bis langfristig erhebliche Verbesserungen im Miteinander zu erleben.

Ausbau betriebswirtschaftlicher Kompetenzen
Gerade wenn es darum geht, nach »oben« eine Gehaltserhöhung für Mitarbeiter oder auch eine etwas kostspieligere Fortbildung argumentativ zu vertreten, endet das oft mit dem berühmten Biss auf Granit. Je besser Sie aber die betriebswirtschaftlichen Hintergründe und Wirkmechanismen des ambulanten Geschäftes verinnerlichen, desto gestärkter gehen Sie in solche Gespräche und erhöhen Ihre Erfolgsaussichten.

Erweiterung des Standes bei den Vorgesetzten
Je besser Sie in Bezug auf Fach-, Methoden- und Sozialkompetenz bei den Vorgesetzten angesehen sind, desto eher wird man Ihnen zuhören und desto mehr Gewicht haben Ihre Worte. Das führt automatisch dazu, dass Sie z. B. in der Krise eher mit Unterstützung von »oben« rechnen können. Das gilt nicht zuletzt auch für Finanzmittel, die Sie einsetzen können, um Ihre und die Ziele Ihres Pflegeunternehmens zu erreichen.

Fazit **Verschaffen Sie sich Luft!**

Momentan können Sie an den Rahmenbedingungen nichts ändern. Sie können sich aber innerhalb dieser Rahmenbedingungen Luft verschaffen und sich ein wesentlich besseres Arbeitsumfeld schaffen.

Das geht nicht von heute auf morgen, aber den ersten Schritt möchte ich Ihnen zeigen: Sie haben viele Stärken, derer Sie sich manchmal gar nicht bewusst sind. Der erste Schritt ist deshalb: Lernen Sie Ihre Stärken kennen (dafür gibt's u. a. dieses Buch) und nutzen Sie sie!

1.1 Gestatten: Das ist Ihr Job!

Wenn ich einem Branchenfremden versuche, in wenigen Worten die Funktion einer Pflegedienstleitung zu beschreiben, nutze ich gern den Begriff des Betriebsleiters. Das ist derjenige, der durch die Werkshallen geht, die Arbeitsprozesse überwacht und bei Bedarf auch einmal eingreift.
Diese klassische Tätigkeit sehe ich auch manchmal noch bei stationären Pflegedienstleitungen. Eine stationär tätige PDL sagte mir mal: »Eigentlich brauche ich kein Büro. Ich bin den ganzen Tag im Haus auf den Wohnbereichen unterwegs.« Es gibt nicht wenige Pflegedienstleitungen, die sich eine ähnliche Berufsausübung wünschen würden.

Doch seit auch in der Altenpflege seit etwa 25 Jahren die Bürokratie wie Krebs wuchert und es sogar noch eine Kontrollinstanz dafür gibt (MDK), hat sich auch der Job der PDL gewandelt: weg von der Praxis hin zum Papiermanager. Tabelle 1 zeigt Ihnen eine klassische Stellenbeschreibung einer ambulanten Pflegedienstleitung, wie sie heute allgemeingültig ist[7]:

Tab. 1: Stellenbeschreibung »PDL ambulant«

Einrichtung	Pflegedienst XY
Anschrift	Straße, Ort
Bereich	Ambulanter Pflegedienst
Stellenbezeichnung	Pflegedienstleitung
Stelleninhaber/in	Name Mitarbeiter/-in
Anschrift	Anschrift Mitarbeiter/-in
Vorgesetzte Stelle	Geschäftsführung
Weisungsbefugnisse	Dienst- und Fachaufsicht über alle Mitarbeiter im Pflege- und Hauswirtschaftsbereich, einschließlich der Auszubildenden und Praktikanten
Qualifikation	460 Stunden Weiterbildung Pflegedienstleitung gem. § 113 SGB XI mind. 2 Jahre Berufserfahrung, davon mindestens 1 Jahr im Bereich der ambulanten Kranken- und Altenpflege, Abgeschlossene Ausbildung als Gesundheits- und (Kinder-)Krankenpfleger/-in Abgeschlossene dreijährige Ausbildung als Altenpfleger/-in
Stelleninhaber/-in wird vertreten von	stv. Pflegedienstleitung

[7] Entnommen aus dem QM-Handbuch eines NRW-Pflegedienstes

Ziele der Stelle

- Kundenzufriedenheit sicherstellen
- Qualitätssicherung in der Pflege
- Sicherstellung des Pflegeprozesses
- Sicherstellung Informationsfluss
- Die Ausführung, fachlich qualifizierter Pflege durch eigenverantwortliche Planung, Koordination und Organisation des Pflegedienstes sicherzustellen
- Einsatzkoordination unter ökonomischen Gesichtspunkten
- Zeitgemäße und sachgerechte Personalpolitik
- Sicherung der Motivation und Arbeitszufriedenheit im Team
- Repräsentation der Einrichtung, Auszubildenden
- Entwicklung unseres Pflegedienstes positiv mitgestalten

Aufgaben, Kompetenzen und Verantwortungsbereich

1. Kundenbezogene Aufgaben

1.1 Leitungsbezogene Aufgaben
1.2 Pflegeverlauf
1.3 Grundpflege
1.4 Behandlungspflege
1.5 Sterbebegleitung
1.6 Angehörigenarbeit
1.7 Zusätzliche Betreuungsangebote gemäß § 45 a SGB XI für Versicherte mit erheblichem allgemeinem Betreuungsbedarf

1.1 Leitungsbezogene Aufgaben

- Durchführung von Erstbesuchen (zu Hause oder im Krankenhaus)
- Erstellung der Pflegeanamnese/SIS®
- Kontrolle und Sicherstellung des Pflegeprozesses
- Durchführung von Pflegevisiten
- Verantwortung für die fachgerechte Führung, Einrichtung und Entwicklung der Pflegedokumentation (ggf. in Absprache mit dem Geschäftsinhaber)
- Verantwortung für die fachliche Planung der Pflegeprozesse
- Überprüfung der durchgeführten Maßnahmen
- Evaluation des Pflegeprozesses in Absprache mit den Mitarbeitern
- Entwicklung und Einführung von Pflegestandards
- Aufsicht und Kontrolle bei der Anwendung der Pflegestandards
- Individuelle und umfassende Beratung von Angehörigen
- Erfassen und Aktualisieren der Patientendaten über EDV
- Verantwortung für die wirtschaftliche Beschaffung notwendiger Pflegehilfsmittel
- Aufsicht, Anleitung und fachliche Beratung der Mitarbeiter
- Mitwirkung an und Weiterentwicklung von Qualitätssicherungsmaßnahmen
- Durchführung der Beratungsbesuche nach § 37.3 SGB XI
- Gespräche und Kontaktpflege mit den behandelnden Ärzten
- Einführung neuer Pflegesysteme, Pflegemethoden, Pflegehilfsmittel
- Anleitung der Pflege bei fachspezifischen Krankheitsbildern
- Entwicklung und Umsetzung eines Pflegekonzeptes
- Verantwortung für die Umsetzung der gesetzlichen Vorgaben (SGB XI, SGB V)
- Entwicklung und Umsetzung neuer Erkenntnisse und Ideen
- Beantragung von Leistungen nach SGB XI, SGB V, SGB XII
- Verantwortung für die Einhaltung der Hygienevorschriften
- Entscheidung über den Einsatz von Sachmitteln in der Pflege

1.2 Pflegeverlauf

- Vervollständigung der Pflegeanamnese mit Problemauflistung
- Erstellung der individuellen Pflegeplanung unter Einbeziehung der Angehörigen und/oder andere Pflegepersonen sowie Berücksichtigung von Pflegestandards gemäß Pflegemodell
- Evaluation der erfolgten Pflegemaßnahmen und entsprechende Anpassung des Pflegeplans
- Kontinuierliche Führung der Pflegedokumentation, insbesondere unter Berücksichtigung der sofortigen, vollständigen, lückenlosen und richtigen Eintragung der Daten
- Nach erfolgtem Einsatz sind die Leistungen mit dem jeweiligen Handzeichen und der Angabe der Uhrzeit zu dokumentieren
- Zusätzlich erbrachte Leistungen bzw. nicht erbrachte Leistungen sind zu dokumentieren

1.3 Grundpflege

- Übernahme, Beaufsichtigung und/oder Unterstützung bei der Körperpflege unter Beachtung der Regeln der aktivierenden Pflege sowie medizinischer, aktueller pflegewissenschaftlicher, hygienischer und wirtschaftlicher Erkenntnisse
- An- und oder Auskleiden
- Kontinenztraining, Pflege bei Inkontinenz, Intimtoilette, allgemeine Hilfestellung
- Hilfe bei der Nahrungsaufnahme, mundgerechtes Zubereiten der Nahrung,
- Vorbereiten und Verabreichen von Sondennahrung über eine PEG
- Durchführung prophylaktischer Maßnahmen wie
  - Dekubitusprophylaxe
  - Pneumonieprophylaxe
  - Thromboseprophylaxe
  - Soor- und Parotitisprophylaxe
  - Kontrakturprophylaxe
- Betten, Umbetten und Lagern unter Berücksichtigung aktueller pflegewissenschaftlicher Erkenntnisse sowie der Regeln für aktivierende Pflege, Mobilisation
- Gebrauch zweckdienlicher und erforderlicher Lagerungshilfen und Pflegehilfsmittel
- Allgemeine Krankenbeobachtung
- Aktive und passive Bewegungsübungen
- Mobilisation der Kunden unter Beachtung aktivierender Pflege
- Hilfestellung bei der Verrichtung von Tätigkeiten wie z. B. Aufstehen und Zu-Bett-Gehen, Aufsetzen im Bett, Gehen, An-, Um- und Auskleiden
- Hilfestellung und Unterrichtung beim Gebrauch von Pflegehilfsmitteln u. Hilfsmitteln wie:
  - Gehhilfen, Rollstuhl, Lifter, Badehilfen,
- Pflegemaßnahmen bei infektiösen Patienten unter Berücksichtigung hygienischer Erkenntnisse und Notwendigkeiten

1.4 Behandlungspflege

- Sachgemäße und fachgerechte Ausführung der ärztlichen Verordnung
- Absaugen der oberen Luftwege
- Bronchialtoilette
- Anleitung bei der Behandlungspflege
- Bedienung und Überwachung des Beatmungsgerätes
- Blasenspülung
- Blutdruckmessung
- Blutzuckermessung
- Dekubitusbehandlung
- Überprüfen und Versorgen von Drainagen
- Einlauf, Klistier, Klysma, digitale Enddarmausräumung
- Flüssigkeitsbilanzierung
- Überwachung der Infusionstherapie iv

- Inhalation
- Injektionen i.m. und s.c.
- Richten von Injektionen
- Instillation
- Auflegen von Kälteträgern
- Versorgung eines suprapubischen Katheters
- Einlegen, Entfernen und Wechseln eines transurethralen Dauerkatheters in die Harnblase
- Spezielle Krankenbeobachtung
- Legen und Wechseln einer Magensonde
- Richten von ärztlich verordneten Medikamenten
- Verabreichen von ärztlich verordneten Medikamenten, z. B. Tabletten, Augen-, Nasen- und Ohrentropfen, Salben, Tinkturen, Lösungen, Aerosole, Suppositorien
- Versorgung bei PEG
- Stomabehandlung, z. B. Urostoma, Anus praeter
- Wechsel und Pflege der Trachealkanüle
- Pflege des zentralen Venenkatheters
- Anlegen und Wechseln von Wundverbänden
- Anlegen eines Kompressionsverbandes, An- und Ausziehen von Kompressionsstrümpfen
- Anlegen von stützenden und stabilisierenden Verbänden
- Kommunikation mit behandelndem Arzt über Behandlungsänderungen

1.5 Sterbebegleitung

- Pflege Sterbender unter Berücksichtigung der besonderen und individuellen Situation
- Betreuung und Begleitung Sterbender und deren Angehörige; Unterstützung bei der Auseinandersetzung mit Sterben und Tod
- Überwachung einer symptomlindernden Behandlung und/oder Hilfestellung bei der Anwendung anderer Maßnahmen zur Symptomlinderung
- Versorgung Verstorbener

1.6 Angehörigenarbeit

- Einbeziehung der Angehörigen und Bezugspersonen in die Pflege
- Anleitung und Kontrolle pflegender Angehöriger
- Information und Beratung von Angehörigen und Bezugspersonen

1.7 Zusätzliche Betreuungsangebote gemäß § 45a SGB XI für Versicherte mit erheblichem allgemeinem Betreuungsbedarf

- Organisation und Planung der zusätzlichen Betreuungsangebote gemäß § 45a SGB XI für Versicherte mit erheblichem allgemeinem Betreuungsbedarf

2. Mitarbeiterbezogene Aufgaben

- Einarbeitung neuer Mitarbeiter nach Einarbeitungskonzept
- Führen von Vorstellungsgesprächen im Bereich Pflege
- Beteiligung bei Entscheidungen über Einstellung, Entlassung oder anderer Förder- und Disziplinarverfahren der Mitarbeiter im Bereich Pflege
- Durchführung von Beurteilungsgesprächen sowie das Schreiben von Arbeitszeugnissen für die Mitarbeiter im Bereich der Pflege
- Erstellung von Dienstanweisungen und Arbeitsanordnungen in Absprache mit der Geschäftsleitung
- Aufsicht, Kontrolle und Anleitung bei der Erfüllung der zugeteilten Aufgaben der Mitarbeiter im Bereich Pflege
- Durchführung von Mitarbeitervisiten

- Beratung und Hilfestellung für Mitarbeiter in Konfliktsituationen mit Patienten und Angehörigen
- Förderung einer guten Arbeitsatmosphäre
- Motivation der Mitarbeiter fördern
- Kontrolle der Stundennachweise, Pflegetaschen, Autopflege
- Organisation der betriebsärztlichen Untersuchungen
- Verantwortung für die Kooperation mit Alten- und Krankenpflegeschulen sowie die praktische Ausbildung der Schüler innerhalb der Einrichtung

3. Betriebsbezogene Aufgaben

- Verantwortung für die Dienst- und Tourenpläne unter Beachtung der Wirtschaftlichkeit, sowie der Kunden- und Mitarbeiterwünsche
- Erstellung des jährlichen Urlaubsplanes
- Genehmigung von Urlaubsanträgen
- Fachliche Leitung regelmäßiger Fall- und Dienstbesprechungen (1 x wöchentlich)
- Besprechung mit der Geschäftsleitung zum Austausch betriebsnotwendiger Informationen
- Planung der hauswirtschaftlichen Einsätze
- Planung von innerbetrieblicher und außerbetrieblicher Fortbildung unter Berücksichtigung der individuellen Bedarfe der Mitarbeiter
- Entscheidung über Teilnahme der Mitarbeiter an externen Fortbildungsmaßnahmen
- Durchführung innerbetrieblicher Fortbildungsmaßnahmen
- Organisation des Formularwesens, Patientenakten, Mitarbeiterakten
- Überprüfung der Verordnungen, Leistungsbescheide und Leistungsnachweise auf sachliche und fachliche Richtigkeit und ordnungsgemäße Ausführung
- Aktualisierung und Erweiterung der pflegediensteigenen Fachliteratur
- Verantwortung für die fachgerechte Durchführung von Arbeits- und Gesundheitsschutzmaßnahmen sowie Einhaltung der Unfallverhütungsvorschriften
- Akquise neuer Kunden
- Kontaktpflege und Darstellung des Pflegedienstes und seiner Leistungen gegenüber Kooperationspartner, Ärzten, Sozialarbeitern, Kranken- und Pflegekassen, Behörden und Verwaltungen, Selbsthilfegruppen, andere Pflegeeinrichtungen
- Betreuung der Kooperationspartner (z. B. Ärzte, Kostenträger)

4. Persönliche Eigenschaften

- Einsatzbereitschaft und Flexibilität
- Außerordentliche Fähigkeit und Bereitschaft zur Kommunikation
- Bereitschaft zur Fort- und Weiterbildung
- Sicheres Auftreten und Durchsetzungsvermögen
- Organisationsfähigkeit
- Belastbarkeit
- Entscheidungsfreudigkeit
- Urteilsvermögen
- Verantwortungsbereitschaft
- Fähigkeit zur Teamarbeit und Organisation

Diese Stellenbeschreibung wurde mit mir besprochen und mir ausgehändigt. Sie ist Bestandteil des Arbeitsvertrages.

______________________	______________________	______________________
Ort, Datum	Unterschrift Geschäftsinhaber	Unterschrift Stelleninhaber

Aus dieser Stellenbeschreibung geht schon hervor, welche Ansprüche man heute an Sie als Pflegedienstleitung stellt. Vereinfacht gesagt, müssen Sie eine maximale berufliche Spannweite abbilden: vom kaufmännischen Leiter bis hin zum Seelsorger und vom Therapeuten bis hin zum halben Mediziner.

Wenn Sie all diese Aufgaben sämtlich zu 100 Prozent erfüllen möchten, werden Sie mit der gesetzlichen Wochenarbeitszeit kaum hinkommen. Was hinter den meist harmlosen Formulierungen steckt, erläutere ich Ihnen an drei Beispielen (▸ Tab. 2):

Tab. 2: Drei Beispiele für die Übersetzung der Anforderungen aus einer PDL-Stellenbeschreibung

Formulierung in der Stellenbeschreibung	Übersetzung in den Arbeitsalltag
1.1. Leitungsbezogene Aufgaben *»Verantwortung für die fachliche Planung der Pflegeprozesse.«*	Die PDL muss für alle Patienten Pflege- und Dokumentationsvisiten durchführen, auswerten und die entdeckten Mängel beheben bzw. beheben lassen. Pro Visite können durchaus 2–3 Arbeitsstunden auflaufen.
2. Mitarbeiterbezogene Aufgaben *»Aufsicht, Kontrolle und Anleitung bei der Erfüllung der zugeteilten Aufgaben der Mitarbeiter im Bereich Pflege.«*	Die Pflegedienstleitung muss neben der Überwachung der Mängelbearbeitung aus Pflege- und Dokumentationsvisiten ständig dafür Sorge tragen, dass die Pflegeprozessdokumentation den haftungsrechtlichen und vertraglichen Anforderungen einander stets entsprechen.
3. Betriebsbezogene Aufgaben *»Verantwortung für die Dienst- und Tourenpläne unter Beachtung der Wirtschaftlichkeit, sowie der Kunden- und Mitarbeiterwünsche.«*	Die Pflegedienstleitung muss jeden einzelnen Einsatz so planen, dass dieser gewinnbringend ist. Die Touren müssen stets einsatz- und fahrtzeitoptimiert sein (Gewinnmaximierung) und zu den Qualifikationen der Mitarbeiter passen (SGB V-Vertragskonform!).

Allein diese Aufgaben kommen einem Vollzeit-Job schon recht nahe. Für die stationäre PDL entfallen zwar große Bereiche der betriebswirtschaftlichen Steuerung – dafür muss sie aber in diesem Zusammenhang meistens genau auf den Materialverbrauch achten, insbesondere auf den Verbrauch von Inkontinenzmaterial. Das Gleiche gilt für die Dienstplankennzahlen und den Pflegegradschnitt in der Einrichtung. Hier steht die stationäre PDL oft unter enormen Druck »von oben«.

1.2 Gesellschaftliche Umwälzungen – nur eine Hypothese oder doch belegbar?

Der wohl schlimmste Stressfaktor für Pflegedienstleitungen ist heutzutage das Personalmanagement – v. a. die Einsatzplanung und die Personalentwicklung. Viele Führungskräfte aus meiner Generation (1972) und älter schildern einstimmig, dass es früher selbstverständlich war, Weisungen auszuführen. Auch ein Dienst- und Tourenplan war verbindlich. Die Diskussionen um Kleinkram und das Aufbauen von Vermeidungsstrategien haben erst in den letzten ca. 15 Jahren überhandgenommen.

Mittlerweile ist es für eine PDL unmöglich, sich auf die Einhaltung des Dienst- und Tourenplanes zu verlassen. Vor allem dann nicht, wenn Kirmes, Karneval, Brückentage und Badewetter anstehen. Oder der entfernte Onkel zum dritten Mal in den letzten acht Monaten beerdigt wird (um dem ungeliebten Spätdienst zu entrinnen).
Auch die Forderungen der Mitarbeiter (»nur 1x im Monat Wochenenddienst« – »Ich kann nur Frühdienst arbeiten«) werden immer dreister.

Beispiel **Diabetes oder nicht?**

Vor kurzem hat mir eine Inhaberin eines ambulanten Pflegedienstes in einer eher strukturschwachen Region Folgendes geschildert: »Meine Mitarbeiterin Frau X. kann nach eigener Aussage keine Spätdienste mehr machen. Sie hat angeblich Diabetes und Asthma und will nun vom Arzt ein Attest erwirken, das ihr die Ausübung des Spätdienstes unmöglich macht.
Nun muss man wissen, dass die Kollegin Kette raucht und ich sie noch nie mit Lungenschmerzen und Atemnot erlebt habe. Auch ihre Ernährungsgewohnheiten (Cola, Schokoriegel) lassen nicht gerade auf einen Diabetes schließen. Ich weiß langsam nicht mehr weiter. Ich brauche diese Mitarbeiterin im Wechselschichtsystem, weil wir sonst die Fachkrafttouren nicht mehr abdecken können. Neues Fachpersonal ist hier nicht zu finden.«

Nun kann es natürlich sein, dass sich in der Medizin zwei neue Typen von Asthma und Diabetes entwickelt haben. Eine perfide Kombination, die auch noch einen sehr speziellen Krankheitsverlauf aufweist, der pünktlich ab 14:00 Uhr explosionsartig ausbricht. (Die Inhaberin des Pflegedienstes wartet noch auf das Attest. Wir dürfen gespannt sein!)

Sie sehen an diesem Beispiel aber währenddessen, wie Mitarbeiter mit zum Teil skurrilen Vermeidungsstrategien arbeiten, um unliebsame Dienste abzuwenden. Dass dieselben Mitarbeiter zu Beginn des Arbeitsverhältnisses einen Arbeitsvertrag und eine mitgeltende Stellenbeschreibung unterschrieben haben, gilt plötzlich nicht mehr.

Doch woran liegt das? Was ist in den letzten 15 bis 20 Jahren passiert? Ein bestimmtes Verhalten an der Generation festzumachen, greift zu kurz. An dieser Stelle werden wir die Generation Y, Z oder wie auch immer sie bezeichnet werden, eben nicht als Generation stigmatisieren, die nur an die »work-lifelifelifelife-Balance«[8] denkt. So, wie es unter jungen Kollegen innovative, fleißige und loyale Mitarbeiter gibt, so gibt es auch bei den älteren Mitarbeitern genug Kollegen, die ihre Marktmacht missbrauchen. Soziales oder weniger soziales Verhalten ist eher eine Persönlichkeits-, aber keine Generationenfrage.

Vielleicht haben wir allesamt verlernt, uns mit den wirklich wichtigen Dingen zu befassen. Wenn man die Nachrichten seit der Jahrtausendwende betrachtet, kann man feststellen, dass Marginalien immer weiter aufgepumpt werden und mit einer nicht vorhandenen Bedeutung aufgeladen werden. So befasst man sich lieber mit Gendersternchen, anstatt die Themen Umweltzerstörung, Bekämpfung der Altersarmut und Abwenden des Pflegenotstandes in den Vordergrund zu rücken. Auf Deutsch: Die Dinge anpacken, die wichtig sind. Doch stattdessen sorgen Medien und Politik dafür, dass wir uns mit Kleinkram befassen. Da braucht sich keine Pflegedienstleitung mehr zu wundern, dass genau das auch mit ihrem Mikrokosmos »Pflegeeinrichtung« passiert. Denn es wird ja auf allen Kanälen vorgelebt. So ist das auch im Privatleben: Seit es Smartphones gibt und der Siegeszug der sozialen Medien eingehalten hat, befassen sich viele Leute sehr intensiv mit ihrem Profil auf sozialen Netzwerken und mit dem Lesen und Versenden von What´s App-Nachrichten. Statistiken zufolge versendet der Durchschnittsnutzer 55 What`s App-Nachrichten[9] pro Tag. Dabei werden selten wichtige Informationen ausgetauscht. Aber so ist der Mensch mit Nebensächlichkeiten beschäftigt und wird von den wirklich wichtigen Dingen und Themen abgelenkt.

Zudem scheint es immer wichtiger zu werden, sich selber permanent zu erhöhen und seine eigene exponierte Stellung gegenüber den Mitmenschen herauszustellen. Es hat den Eindruck, als sei es manchen Menschen unmöglich, ihr ganz normales Leben zu akzeptieren. Durchschnitt wird nicht mehr akzeptiert, ist sozial eher langweilig – was dazu führt, dass jeder seine Bedeutung herausstellen muss und sich permanent über andere und anderes erhöhen muss.

Dabei sei bemerkt, dass der »deutsche Durchschnitt« daraus besteht, in Frieden, ohne Hunger und Durst und in warmen Wohnungen sowie in einem vernünftigen wie weitestgehend kostenlosen Gesundheitssystem zu leben. Es gibt fürwahr unwirtlichere Orte auf diesem Planeten. Aber auch dieses Phänomen begegnet Ihnen im Arbeitsalltag: Wie oft gibt es kleinteilige Konflikte und Eifersüchteleien wegen der simplen

[8] Zitat einer ehemaligen Kollegin aus meiner Zeit in einer Wirtschaftsprüfungs- und Unternehmensberatungsgesellschaft

[9] https://www.netz.de/apps/news/whatsapp-in-zahlen-55-000-000-000-nachrichten-pro-tag

Selbsterhöhung einiger Mitarbeiter, die Sie dann mühevoll wieder einfangen müssen. Was dabei komplett vergessen wird, dass Sie für solche therapeutischen Aufgaben nicht ausgebildet sind und die Moderation solcher kleinen Spielchen auch nicht Ihre Aufgabe ist.

Zudem wird immer wieder subtil vorgebetet, wir sollten besonders nett zueinander zu sein. Werte wie Respekt, Achtung, Rücksicht und Höflichkeitsformen, die in einer christlichen, muslimischen oder sonst wie gearteten Wertegemeinschaft ja selbstverständlich sein sollten, werden emotional aufgeladen und wie eine Monstranz vor sich hergetragen. Das aber lässt wichtige Kompetenzen wie Konfliktfähigkeit und Mut zum Anecken völlig verkümmern.

Weil wir ja alle nett zueinander sind und jeder bitte auf die emotionalen Befindlichkeiten des anderen zu achten hat, ist es Ihnen als PDL mittlerweile nahezu unmöglich, konstruktive Kritik zu äußern oder gar eine unbeliebte Arbeitsleistung einzufordern. Schnell ist der Mitarbeiter beleidigt oder empfindet sich gar als gemobbt. Wir haben es geschafft, die Frustrationstoleranz des Einzelnen so abzusenken, dass wir langsam unsere Volkswirtschaft gefährden. Wie sollen allgemeine Arbeitsprozesse und vor allem spezielle Arbeitsprozesse, die dem Wohl eines pflegebedürftigen Menschen dienen, stetig verbessert werden, wenn wir unfähig sind, Konflikte auszutragen? Wie soll ein soziales Miteinander im Team funktionieren, wenn sich jeder nur noch die Rosinen herauspickt, weil er ansonsten »hoch belastet«[10] ist.

Nein, ich gebe zu, die vorangegangenen Absätze sind nicht wissenschaftlich belegt, aber sie sind Ergebnis jahrelanger Beobachtungen und Ergebnisse aus Gesprächen mit vielen Führungskräften, die ich geführt habe. Offenbar scheint einiges erheblich schief zu laufen. Und das sind die Bedingungen, unter denen Sie als Pflegedienstleitungen versuchen müssen, die pflegerischen Prozesse so zu steuern, dass der Kunde zufrieden ist und vor allem keinen Schaden nimmt.

Natürlich gibt es sehr gute Mitarbeiter! Die Mehrzahl unserer Pflegekräfte arbeitet gewissenhaft und loyal. Diese guten Kräfte halten das System noch mit Mühe aufrecht. Wir können aber auch nicht die Augen vor der Tatsache verschließen, dass es einen beachtlichen Anteil von Pflegekräften gibt, die um ihre Marktmacht wissen und diese gnadenlos für eigene Zwecke ausnutzen. Darunter leiden nicht nur Sie, die Führungskräfte, sondern auch die gewissenhaften und loyalen Mitarbeiter. Und diese gilt es genauso zu schützen!

---

[10] Zitat einer Pflegedienstleitung aus einem Pflegedienst, der außerklinische Intensivpflege anbietet. »Einige Mitarbeiter sind immer hoch belastet.« Gemeint waren hier vor allem Kollegen, die emotional sehr schnell angefasst sind, wenn die Arbeitsleistungen aus ihrer Stellenbeschreibung eingefordert werden.

2 Beruf »Pflegedienstleitung«

Schauen wir doch mal, wie es Ihren Kolleginnen und Kollegen geht! Im Folgenden werden Sie sechs Interviews lesen. Bei der Wahl der Interviewpartner habe ich mich um ein möglichst breites Spektrum bemüht. So begegnen Sie gleich Kolleginnen und Kollegen aus verschiedenen Bundesländern, mit unterschiedlichen Biografien, aus verschiedenen Generationen, die unterschiedlichen Tätigkeiten nachgehen und auch verschiedene Situationen erleben. Es ist ein kleiner Hauch von Repräsentativität.

Die Interviews führen von der persönlichen Motivation, eine Führungsrolle in der Altenhilfe zu übernehmen, über Sorgen und Wünsche hin zu den individuellen Zukunftsperspektiven. Sie enthalten auch Forderungen an die Akteure aus Politik, Trägerverbänden, aber auch den Trägern selber. Interessant ist, dass sich etliche Sichtweisen decken, obwohl die Interviewpartner vollkommen verschiedene Hintergründe haben.

Vor dem aktuellen Hintergrund der Corona-Pandemie im Dezember 2020 ist auf den letzten Metern der Manuskripterstellung auch eine Pflegedienstleitung aus einer stationären Einrichtung zu Wort gekommen, die gerade besonders mit den Auswüchsen der Pandemie und der diesbezüglichen behördlichen Anordnungen zu kämpfen hat (▸ Kap. 2.6) – und der Verzweiflung nahe ist. Gerade für Leitungskräfte in Pflegeeinrichtungen werfen die Folgen der Pandemie ein weiteres Schlaglicht auf die Problematik, die die Pflegedienstleitungen in ihrer täglichen Arbeit ausgesetzt sind.

Aus diesen Interviews ergibt sich auch die Auswahl an Lösungsmöglichkeiten, die ich Ihnen im Kapitel 3 präsentiere. Ebenso bilden sich daraus Forderungen an die Politik und ein spekulativer Blick in die Zukunft der Altenpflege im Allgemeinen und der Pflegedienstleitungen im Speziellen (▸ Kap. 4).

Doch nun zu den Interviews. Sie spiegeln die Alltagsrealität von Führungskräften wider und zeigen deren Praxisprobleme. Zum Teil füllen die Interviewpartner eine Doppelrolle aus PDL und Inhaber als oberster Leitung aus.

Meine Fragen waren immer dieselben:

- Einstiegsfrage: Seit wann sind Sie Pflegedienstleitung?
- Können Sie kurz Ihr Arbeitsfeld beschreiben?
- Was wollten Sie konkret bewegen, als Sie sich für die PDL-Ausbildung angemeldet haben
- Mit welchen Erwartungen haben Sie Ihre Stelle angetreten?
- Was sind die drei größten Probleme in Ihrem Arbeitsfeld?
- Wie haben Sie diese Probleme gelöst?
- Was sind die drei größten Ressourcen in Ihrem Arbeitsfeld?
- Was würden Sie sich wünschen, damit das Arbeitsfeld einer Pflegedienstleitung attraktiver wird?
  - von den Trägerverbänden
  - von den Altenhilfeträgern
- Welche Perspektive sehen Sie für sich/wo sehen Sie sich in 10 Jahren?

2.1 »Noch liebe ich meinen Job«

In diesem Interview schildert ein junger Pflegedienstleiter (Anfang 30, geschieden, ein Kind) seine Wünsche und Erfahrungen im Bereich seines Arbeitsfeldes. Er ist als Pflegedienstleitung bei einer privaten Altenheimkette in einer Einrichtung in Nordhessen tätig. Die Einrichtung hat etwa 70 Plätze. Im stationären Bereich ist dies seine erste PDL-Stelle.

Seit wann sind Sie PDL? Wie sieht Ihr konkretes Arbeitsfeld aus?
Im Jahr 2012 habe ich berufsbegleitend für 1,5 Jahre in einer Abendschulung (zwei Präsenztage pro Woche) die Weiterbildung zur Pflegedienstleitung absolviert. Seit Dezember 2014 arbeitete ich für vier Jahre als PDL in einem ambulanten Pflegedienst. Meine Aufgaben dort waren die Dienstplanung, die Koordination der Touren, Akquise neuer Kunden, wirtschaftliches Wachstum in Bezug auf Patientenzunahme, Umsatz- und Gewinnsteigerung, Einstellung neuer Mitarbeiter, gesetzliche und vertragliche Richtlinien beachten, Planung und Sicherstellung der Durchführung von Schulungen für die Mitarbeiter, Betreuung und Beratung von Angehörigen, Zusammenarbeit mit externen an der Versorgung beteiligten Berufsgruppen und Institutionen sicherstellen (Apotheken, Sanitätshäuser ,Sozialpädagogen, Kliniken usw.).

Zusammengefasst hatte ich ein gutes und zufriedenstellendes Maß zwischen Kunden, Angestellten, Vorgesetzen, externen Firmen und Privatleben geschaffen. Was aber stetig eine sehr große Herausforderung war und ist! Zudem wird es mir im Verlauf der Jahre noch ein Vielfaches an Organisationsvermögen abverlangen.

Was wollten Sie konkret bewegen, als Sie sich für die PDL-Ausbildung angemeldet haben?
Als ich die PDL-Ausbildung absolviert habe, war mein Grundgedanke: »Endlich weg vom Bett. Keine Wochenenden mehr. Keine übergewichtigen Bewohner mehr mobilisieren. Keine Schichten. Endlich regelmäßige Arbeitszeiten, Wochenenden frei, gutes Geld.« Schon während der Ausbildungszeit sind diese Gedanken sehr schnell verschwunden und ich dachte mir: »Wie kannst du die Pflege in deinem Haus verbessern? Wie bekommst du es hin, dass deine Angestellten keine Angestellten sind, sondern Mitarbeiter? Was bedeutet eigentlich Wertschätzung in unserem Haus?« – All diese Fragen kamen während der Ausbildung auf.

Mit welchen Erwartungen sind Sie Ihre Stelle angetreten?
Mein Ziel war es, die Bewohner, die Angehörigen und Mitarbeiter zufriedenzustellen. Freudig an die Arbeit zu kommen... – dass das allerdings nicht so einfach funktioniert musste ich sehr schnell feststellen.

Was sind die drei größten Probleme in Ihrem Arbeitsfeld?
Die drei größten Probleme sind aus meiner Sicht:
1. Fehlende Wertschätzung, Anerkennung und Bezahlung
2. Neue QM-Vorgaben und Statistiken
3. Überprüfung des MDK (beurteilen nur den derzeitigen IST-Stand)

Wie haben Sie diese Probleme gelöst?
Als PDL muss man immer als Vorbild agieren oder besser gesagt, man erwartet immer von der PDL als Vorbild zu agieren. Dabei vergisst man oft, dass die PDL auch nur ein Mensch ist und ein Privatleben hat.

Seitdem ich versuche, den »Problem-Ball« zurückzugeben und die Mitarbeiter dahin zu motivieren, selbst eine Lösung zu finden. So schaffe ich mir Freiraum und (für mich) nichtige Probleme aus dem Weg. Außerdem lernen die Mitarbeiter, dass ihnen der Vorgesetzte Wertschätzung und Vertrauen entgegenbringt.

Natürlich klappt das nicht immer, aber manche Mitarbeiter benötigen eben mehr Zeit. Bei manchen anderen hingegen ist und bleibt Hopfen und Malz verloren. Und trotzdem machen sie einen guten Job am Bett der Bewohner!

Ein externer Coach sagte mal zu mir: »An was werden sie gemessen, Herr X? An Statistiken und der sofortigen Umsetzung der neuen QM – oder an der Zufriedenheit des Personals, Bewohner, Angehörigen?« Seit diesem Satz mache ich mir keinen Druck mehr. Mittlerweile plane ich mir ein bis Stunden für die Statistiken ein, aber sollte es aus irgendeinem Grund (z. B. Neuaufnahmen, Dienstplangestaltung, Angehörige o. ä) kommen, dann kommt es auf ein bis zwei Tage Verspätung nicht an.

Für Punkt 3 (MDK-Anforderungen) habe ich noch keine Lösung. Es ärgert mich halt, dass der MDK nur den Ist-Stand am Prüfungstag sieht. Es interessiert sehr, sehr wenige, wie der Tag oder Ablauf generell ist. Es geht teilweise immer nur darum »ist dies und jenes dokumentiert?« – »Ist eine Risikoanalyse gemacht innerhalb 24 Std.?« usw. und wenn nein, dann hast du als Einrichtung eben Pech. Da kommt nicht mal die Frage: »Wart ihr schlecht besetzt? – Gab es Krankmeldungen, Ausfälle, oder hat man die Maßnahme am nächsten Tag erst gemacht? – Waren die Bewohner an diesem stressigen Tag trotzdem sehr zufrieden?«
Nein, es wird, glaube, ich vorausgesetzt, dass es selbstverständlich ist, in der Pflege Überstunden zu machen. Traurig. Wenn sie bezahlt werden, wird ein Teil versteuert.

Können die Überstunden abgefeiert werden? Wann soll das funktionieren – bei dem vorherrschenden Personalmangel? Der Satz seitens des Regionalleiters [Hierarchie im Unternehmen: Regionalleiter > Einrichtungsleiter > Pflegedienstleiter, Anm. des Verfassers] »Herr X, Sie müssen aber darauf achten, dass die Überstunden nicht so hoch werden und denken Sie dran: Versuchen Sie so wenig wie möglich Zeitarbeit zu nutzen«, spricht Bände: Und wieder steht nur der finanzielle Aspekt im Vordergrund. Nicht das Wohl der Bewohner...

Was sind die drei größten Ressourcen in Ihrem Arbeitsfeld?
Ressourcen:
1. Aktuell super und motiviertes Personal.
2. Mein Träger gibt einen gewissen Rahmen vor, den wir als Einrichtungsleitung und PDL mit unseren Vorstellungen füllen können und dürfen.
3. Ich erwarte von mir keine 100-prozentige Arbeitsleistung. 80 Prozent sind für viele 100 Prozent.

Was würden Sie sich wünschen, damit das Arbeitsfeld einer Pflegedienstleitung attraktiver wird?
- **von der Politik**
- **von den Trägerverbänden**
- **von den Altenhilfeträgern**

Ich wünsche mir einfach mehr Achtsamkeit von der Politik, Verbänden und Trägern. Ich wünsche mir ferner, nicht nur für vier Wochen ein Objekt der Politikwerbung zu sein (z. B. die Auszahlung der »Corona-Prämie«[11]), sondern dass man sich wirklich dafür interessiert, wie können wir es gemeinsam schaffen, dass der Pflegehelfer am Bett jeden Tag freudig an die Arbeit kommt? Denn bei ihm fängt die Einnahmequelle für die Verbände, Politik und Trägern an.

---

[11] Anmerkung: Das Interview fand im Mai 2020 statt

Ich wünsche mir eine bundeseinheitliche Stellenbeschreibung für Pflegekräfte/-assistenz.

Ich wünsche mir ebenso, dass irgendwann nicht mehr der finanzielle Aspekt im Vordergrund steht, sondern der Mensch. Egal, ob Bewohner, Mitarbeiter, Auszubildender, Koch, Verwaltungskraft, Reinigungskraft, Haustechnik oder Leitung.

Ich wünsche mir außerdem einen angemessenen Mindestlohn, der 15,00 Euro für Hilfskräfte **nicht** unterschreiten darf!

Welche Perspektive sehen Sie für sich/wo sehen Sie sich in 10 Jahren?
In 10 Jahren.... Ganz ehrlich? Sollte sich in der Politik, bei den Trägern oder Verbänden nichts ändern, muss ich schweren Herzens sagen, dass die Gesundheitsbranche weiter und schneller flussabwärts geht. Ich wünsche mir, dass wir gemeinsam in 10 Jahren eine attraktive, freudige und menschenorientierte Pflege haben. Denn ich liebe meinen Job und gehe derzeit (noch) gern an die Arbeit.

2.2 »Ich möchte ein Premium-Anbieter werden«

Treffen Sie eine erfahrene Pflegekraft (Mitte 40, geschieden, sechs Kinder), die nun im eigenen Betrieb in betriebswirtschaftlicher und pflegerischer Verantwortung steht. Sie berichtet darüber, wie es um ihr Arbeitsfeld bestellt ist und beschreibt auch sehr ausführlich ihre grundsätzliche Einstellung und Haltung zum Beruf.

Den Sprung in die Selbständigkeit hat sie vor knapp zwei Jahren gewagt. Sie arbeitet mit ihrem Unternehmen in der Rechtsform der GmbH und betreibt eine Wohngemeinschaft der außerklinischen Intensivpflege im östlichen Ruhrgebiet.

Seit wann sind Sie PDL? Wie sieht Ihr konkretes Arbeitsfeld aus?
Ich bin seit 2012 in verantwortlicher Position. Meine Leitungstätigkeiten habe ich ausschließlich in der ambulanten außerklinischen Intensivpflege – sowohl in einer WG als auch 1:1-Versorgung – ausgeübt. Als gemeldete PDL übe ich diese Funktionen seit 2017 aus. Davor war ich bis 2014 Leitung einer Wohngemeinschaft mit Patienten der außerklinischen Intensivpflege. Später wurde ich beim gleichen Arbeitgeber informell als PDL für den Intensivbereich (im Sinne einer Fachbereichsleitung) eingesetzt. Hier war ich aber natürlich einer gemeldeten PDL des Gesamtunternehmens unterstellt. Meine Hauptaufgaben, die ich in dem Job hatte, sind schnell aufgezählt:

- Mitarbeiterführung – besser gesagt: »Mitarbeiter bei Laune halten«
- Dienstplanung
- Urlaubsplanung
- Löcher im Dienstplan stopfen

- Einarbeitung neuer Mitarbeiter
- Dafür sorgen, dass die MDK-Prüfkriterien erfüllt sind
- QM-Arbeit allgemein
- Angehörige »bespielen«
- Einstufungsbegutachtungen

Mein derzeitiges Arbeitsfeld als Inhaberin und gemeldete Pflegedienstleitung deckt sich mit den oben genannten Aufgaben. Hinzu kommen natürlich noch meine Aufgaben als Geschäftsführerin:

- Steuerung des Finanzcontrollings
- Für pünktliche und sachlich richtige Steuererklärungen sorgen bzw. dem Steuerberater zuarbeiten
- Akquise von Patienten und Personal
- Sicherstellen, dass die Löhne korrekt ausbezahlt werden
- Lieferantenbeziehungen pflegen
- Zudem bin ich hier die »Hauspsychologin«

Was wollten Sie konkret bewegen, als Sie sich für die PDL-Ausbildung angemeldet haben?

Damals habe ich mein Leben rund um den Dienstplan organisiert. Dann aber habe ich Menschen kennengelernt, die ihr Leben anders organisieren. Grundsätzlich bin ich von klein auf kraft meiner Erziehung so sozialisiert, Verantwortung zu übernehmen. Das hat später automatisch dazu geführt, Menschen dazu zu bewegen, bewusster zu arbeiten und zu pflegen. Vor allem ist mir dabei der Begriff der Achtsamkeit sehr wichtig, dieser muss spürbar sein und mit Leben gefüllt sein. Außerdem bestand meine Motivation darin, auch etwas zurückzugeben. Beide Seiten – Team und Geschäftsführung zu bedienen – ist immer ein Ziel.

Es ist die Realität, dass Ziele der Mitarbeiter nicht immer deckungsgleich mit den Zielen der Geschäftsführung sind. Ich bin aber der Meinung, dass man beides für einen gemeinsamen Zweck zusammenführen kann, sodass es zu einer »Win-Win«-Situation führt. Das war meine Motivation, den PDL-Kurs zu machen, meine Hoffnung, dass der PDL-Kurs mir genau dafür das Rüstzeug gibt.

Mit welchen Erwartungen sind Sie Ihre Stelle angetreten?[12]

Was in meinen damaligen Jobs durch die Geschäftsführung immer blockiert wurde (ich bezeichne mich in diesem Kontext mal als »Opfer« der Geschäftsführung), kann ich als Geschäftsführerin nun anders machen. Ich muss dazu sagen, dass Druck von

[12] Die folgende Antwort bezieht sich auf den Schritt in die Selbständigkeit.

»oben« immer zu Widerstand meinerseits geführt hat. Ich habe zwei Formen von Druck verspürt: Zum einen den Druck, Dinge nicht so umzusetzen, wie ich es gern gemacht hätte, und zum anderen den Druck, Dinge umsetzen zu müssen.

Heute möchte ich mich als Geschäftsführerin meines eigenen Unternehmens von anderen Pflegediensten abheben. Das möchte ich gern aus pflegerischer Sicht, aber auch als Arbeitgebermarke.

Was sind die drei größten Probleme in Ihrem Arbeitsfeld?
Tatsächlich sind es zwei Probleme, die mich aktuell beschäftigen:
1. Wirtschaftliche Sorge – ich muss Plätze belegen
2. Mitarbeiter akquirieren bzw. zu halten – ich verspüre Gehaltsdruck seitens des Personals

Wie haben Sie diese Probleme gelöst?
Für das Belegungsproblem habe ich mir Hilfe bei einem Patienten-Vermittlungsportal gesucht. Zudem setze ich immer wieder Mailings an die Sozialdienste der Kliniken im Einzugsbereich auf.

Mit dem Gehaltsdruck gehe ich so um, dass ich derzeit versuche, in anderen Bereichen zu punkten. So möchte ich vor allem für meine Mitarbeiter eine verlässliche Dienstplanung bieten. Ebenso möchte ich meinen Mitarbeitern eine Art psychosoziale Betreuung bieten, wenn das im Einzelfall notwendig ist.

Was sind die drei größten Ressourcen in Ihrem Arbeitsfeld?
Es gibt sogar mehr als drei Ressourcen für mich:
1. Unterstützung aus dem Netzwerk, das ich mir aufgebaut habe und auch immer weiter aufbauen werde
2. Ich habe einen regen Austausch mit anderen Menschen aus der Branche kultiviert und in meinen Alltag integriert
3. Die Wohngemeinschaft hat ein hohes Renditepotenzial: So habe ich bei einer akzeptablen Belegung irgendwann die Möglichkeit, Gehälter zu steuern. Ich kann Rücklagen schaffen für Investitionen in Mitarbeiter-Entwicklung, zudem gibt mir der mögliche finanzielle Spielraum sehr große Chancen, eine sehr gute Ergebnisqualität für die Patienten zu erreichen
4. Das wiederum bietet mir die Gelegenheit, ein Premiumprodukt zu erschaffen
5. Das führt zu folgender Kausalkette: Ich habe als Geschäftsführerin die Möglichkeit, Mitarbeiter-Zufriedenheit positiv zu steuern, das wiederum endet bei entsprechend guter Behandlung beim Patienten
6. Eine weitere wichtige Ressource sind meine Kinder: Sie wachsen langsam in den Betrieb – das schafft dauerhaftes Vertrauen und eine dauerhafte Identifikation

Was würden Sie sich wünschen, damit das Arbeitsfeld einer PDL attraktiver wird?

- **von der Politik**
  In jedem Falle wünsche ich mir eine einheitliche PDL-Ausbildung. In diesem Zusammenhang vor allem ein höheres Niveau! So muss z. B. die betriebswirtschaftliche Ebene höhergestellt werden.

  Darüber hinaus wünsche ich mir, dass die Kontrollen vom MDK und von der Heimaufsicht so durchgeführt werden, dass die schwarzen Schafe alle gefasst werden. Die Guten wie wir haben es schwer und werden unverhältnismäßig behandelt – illegal arbeitende Anbieter hingegen kommen davon. Die entsprechenden Gesetze sind da, die sollen sie auch umsetzen!

  Und die Politik muss dafür sorgen, dass die Pflege wesentlich mehr Anerkennung und Wertschätzung erfährt! Wir sind nicht nur Arschabwischer, sondern wir helfen, unterstützen, trösten, organisieren, stabilisieren und vieles mehr!

- **von den Trägerverbänden**
  Hier fehlt mir etwas die Urteilskraft, daher habe ich an dieser Stelle keine Wünsche.

- **von den Altenhilfeträgern**
  Nun bin ich ja jetzt selber Träger: Aber wenn ich an früher denke, ist der Respekt den Mitarbeitern gegenüber wichtig, deren Wertschätzung, insgesamt die Förderung der Personalentwicklung, die ehrliche Anerkennung der Arbeit von Pflegehilfskräften, Pflegefachkräften und auch der Leitungsebene [mittlere und untere Leitungsebene wie PDL und Teamleitungen – Anm. des Verfassers]

Welche Perspektive sehen Sie für sich/wo sehen Sie sich in 10 Jahren?
Wenn ich alles umsetzen kann (woran ich auch glaube), dann bin ich der Pflegedienst, der sich von anderen abhebt. Mit einem leistungsstarken, stabilen, glücklichen Team, der neue Mitarbeiter selber ausbildet und fördert – ein Pflegedienst, der aus sich selbst heraus wächst. Zudem möchte ich bei Krankenhäusern, bei den Kostenträgern und den sonstigen interessierten Parteien als Premiumpartner angesehen werden.

2.3 »Zukünftig werde ich den Job verlassen«

In diesem Interview berichtet eine erfahrene Heim- und Pflegedienstleitung (Mitte 40, verheiratet) aus ihrem Arbeitsumfeld. Sie war sowohl fest bei Trägern beschäftigt als auch immer wieder mal als Interim-PDL bzw. -Einrichtungsleitung im »Notfalleinsatz« aktiv. Ihr Aktionsradius ist derzeit im Münsterland.

Seit wann sind Sie PDL? Wie sieht Ihr konkretes Arbeitsfeld aus?
Meine berufliche Karriere startete mit der Ausbildung zur Krankenschwester, die ich 1995 beendet habe. Seither bin ich in unterschiedlichen Bereichen des Pflegesektors tätig und habe diverse Fachweiterbildungen genossen. Im Jahre 2005 habe ich die erste Stelle als Pflegedienstleitung angetreten.

Es begeistert mich, Menschen, Systeme und Organisationen lösungsorientiert und innovativ zu begleiten, sowie weiterzuentwickeln.

Durch meine langjährige Berufserfahrung als Führungskraft richte ich heute meinen Blick auf:
- Mitarbeiterentwicklung und -bindung,
- agiles und lösungsorientiertes Führen in kritischen Situationen,
- Optimierung von Ablauforganisationen und Prozessen,
- strukturiertes Umsetzen der Qualitätsanforderungen,
- die Wirtschaftlichkeit,
- die gesetzten unternehmerischen Ziele.

Was wollten Sie konkret bewegen, als Sie sich für die PDL-Ausbildung angemeldet haben?
Den Entschluss, mich zur Pflegedienstleitung weiterzubilden, habe ich aus unterschiedlichen Beweggründen gefasst. Ich wollte mich persönlich weiterentwickeln und an Veränderungen im Unternehmen mitwirken. Konkret waren für mich folgende Punkte wichtig:
- mich neuen Aufgaben zu stellen,
- neue Kompetenzen zu erwerben,
- eine fachlich versierte, vertrauensvolle und gradlinige Führungskraft zu werden,
- bei Projekten mitentscheiden zu wollen und
- Verbesserungsprozesse zu initiieren.

Hinzu kam für mich der ganz spezielle Motivator, schon eine PDL-Stelle in Aussicht zu haben. Außerdem habe ich schon damals regelrecht dafür gebrannt, bessere Strukturen in der Pflege zu entwickeln. Ich hatte die Vision, die Mitarbeiter für ihren Beruf zu motivieren, sowie Auszubildende für diesen wunderbaren Pflegeberuf zu begeistern und zu gewinnen. Zudem hatte ich den großen Wunsch, mehr Pflegefachlichkeit in die praktische Arbeit einzuführen und den Mitarbeitern Wertschätzung und Anerkennung für ihre Arbeit zu geben.

Außerdem wollte ich meine Mitarbeiter auf ihrem beruflichen Weg entwickeln und sie stärken, sie auf ihrem Weg begleiten und stützen. Mein Ziel war es, ihnen Struktur und Klarheit mitzugeben und gemeinsam mit den Kollegen neue Prozesse und Konzepte zu entwickeln.

Mit welchen Erwartungen haben Sie Ihre Stelle angetreten?
Vor allem habe ich eine gute Einarbeitung erwartet. Schließlich ist der Schritt von der Pflegefachkraft zur Pflegedienstleitung gewaltig. Auch wenn ich bereits vorab als stellvertretende Stationsleitung schon Erfahrungen im Führen und Leiten von Teams gemacht habe. Ebenso hatte ich an meine Entscheidungskompetenz eine klare Erwartungshaltung und ich habe mich auf die Aufgabenvielfalt einer Pflegedienstleitung gefreut. Unbestritten sind die Aufgaben vielseitiger und machen auch den Arbeitsalltag abwechslungsreicher als den Alltag der Pflegefachkraft.

Wie bei der vorherigen Frage schon angedeutet, hatte ich auch die Erwartung, Konzepte und Prozesse weiterzuentwickeln und auch neue Dinge zu erschaffen. Innovationsfreude war hier mein Antrieb.

Was sind die drei größten Probleme in Ihrem Arbeitsfeld?
In meiner nun 15-jährigen Berufserfahrung als Pflegedienstleitung kann ich nur das bestätigen, was in unserer Branche schon lange ein Problem ist:

- Erstens der Fachkräftemangel,
- zweitens das fehlende Fachwissen und
- drittens die fehlenden wirtschaftlichen Ressourcen.

Zum Fachkräftemangel ist alles gesagt, ich kann das Gesagte aus der Praxis nur bestätigen. Bezüglich des Fachwissens sind neben den allseits bekannten Lücken in Bezug auf den dokumentierten Pflegeprozess auch die Bereiche »Kenntnis und Umsetzung der nationalen Expertenstandards« sowie »pflegerisches Risikomanagement« Themen, die immer wieder geschult werden müssen.

Zweitens fehlen die teils notwendigen wirtschaftlichen Ressourcen, um u. a. den Arbeitsalltag für die Mitarbeitenden zu erleichtern oder diese in ihrer Fachlichkeit zu entwickeln, z. B. mit dem Besuch einer Fachweiterbildung.

Drittens habe ich erlebt, dass die Rollen- und Aufgabenklarheit in den Positionen EL, PDL, QM nicht immer eindeutig ist. D. h. wer kümmert sich verbindlich um was und hat die letztendliche Verantwortung? Diese fehlende Klarheit führt unweigerlich zu Missverständnissen und hemmt Prozesse sowie Menschen in ihrem Tun.

Wie haben Sie diese Probleme gelöst?

Im Prinzip habe ich sechs konkrete Maßnahmen vorgenommen:

1. Einführen von strukturierten Arbeitsprozessen, z. B. Plantafel oder Tourenplan per EDV
   Hiermit habe ich den Mitarbeitern Leitplanken vorgegeben, in denen sie sich selber sicher bewegen können und wo vor allem die Bewohner bzw. Patienten Versorgungssicherheit haben. So wird keiner mehr »vergessen« und jeder bekommt die Leistungen wie vereinbart und wie notwendig. Zudem ist die Digitalisierung von Tourenplänen alternativlos. Die Zettelwirtschaft ist fehleranfällig und verbraucht einfach zu viel Zeit.
2. Einführen von Qualitätszirkeln
   Qualitätszirkel sind für mich ein probates Mittel, Kompetenz bei den einzelnen Kollegen zu erhöhen und gleichzeitig damit das ganze Team besser zu machen. Zudem spüren die Kollegen, dass sie im Qualitätszirkel Raum haben, ihre eigenen Vorstellungen und Vorschläge einzubringen.
3. Aufgabenbeschreibung = Festlegen von Aufgaben in Rhythmen und Verantwortlichkeiten
   Auch klare Festlegungen von Verantwortlichkeiten und Aufgaben sind wichtige Leitplanken für die Mitarbeiter. Wenn jeder seine Aufgaben, Verantwortungen und Befugnisse kennt, werden u. a. Fehler und Doppelarbeiten weitgehend ausgeschlossen. Ebenso sind solche Festlegungen eine wichtige Vorbeugemaßnahme gegen Konflikte und Kompetenzrangeleien im Team sowie an den Schnittstellen zu den anderen Leistungsbereichen.
4. Einführen von nachhaltigem Controlling
   »Controlling« ist nicht gleich »Kontrolle«. Eine reine Ergebniskontrolle hilft zur Steuerung von Wirtschaftlichkeit, Qualität und Zufriedenheit nicht weiter. Vielmehr arbeite ich immer mit klaren Zielvorgaben, Kontrollen und entsprechenden Korrekturmaßnahmen, die wiederum auf ihre Wirksamkeit überprüft werden. So habe ich gelernt, immer Prozessleistungstransparenz zu gewinnen.
5. Abheben von Mitbewerbern durch kleine Aufmerksamkeiten für Mitarbeiter
   In allen meinen Berufsjahren als PDL haben sich der Personalmangel und der daraus resultierende Kampf um Mitarbeiter immer weiter verschärft. Aus diesem Grunde bin ich dazu übergegangen, auch neben der vertraglich vereinbarten Zahlung von Löhnen und Zuschlägen immer mal wieder eine kleine Aufmerksamkeit für den Einzelnen zu spenden.
6. Wertschätzender, lösungsorientierter, transparenter, sowie gradliniger und klarer Umgang mit Mitarbeitern und Einbezug dieser in Entscheidungen dort, wo es möglich ist)
   Dies ist mir immer möglich gewesen, wenn ich gleichzeitig die Strukturen der Qualitätszirkel sowie verbindlichen Stellen- und Aufgabenbeschreibungen geschaffen habe. Das ist der Rahmen, in denen Mitbestimmung und Mitgestaltung möglich gemacht wird – aber innerhalb notwendiger Grenzen.

Was sind die drei größten Ressourcen in Ihrem Arbeitsfeld?
Das ist ganz einfach beantwortet:

1. Die Motivation der Mitarbeiter
2. Meine eigene Motivation an eine qualitativ hochwertige Pflege
3. Sinnvolle Budget- und Zeitressourcen

Was würden Sie sich wünschen, damit das Arbeitsfeld einer PDL attraktiver wird?

- **von der Politik:**
  Anpassung der Personalzahlen und Gehälter, Erweiterung und Ausbau von Pflegestudiengängen, Einflussnahme auf Medien im Sinne unserer Branche sowie eine positive Darstellung des Aufgabenfeldes in der Gesellschaft.

- **von den Trägerverbänden:**
  Hier wünsche ich mir mehr Einwirkung auf die Politik. Die Trägerverbände dürften mächtig genug sein, um im Sinne ihrer Mitgliedsbetriebe stärkeren politischen Druck auszuüben.

- **von den Altenhilfeträgern:**
  Meiner Meinung nach sollten die Träger mehr auf handelnde Personen hören. Dazu gehören z. B. der Einbezug der Praxis in die eigenen Entscheidungsfindungen und das Einholen von Ideen. Zudem sollte der Belegschaft mehr Lob ausgesprochen werden. Was ich auch erwarte, ist das Wahrnehmen der Persönlichkeiten und Kompetenzen – vor allem bei der Abgrenzung der Position der PDL zur Position der Einrichtungsleitung. Außerdem wünsche ich mir als Pflegedienstleitung von meinem jeweiligen Träger mehr Entscheidungsfreiheit

Welche Perspektive sehen Sie für sich/wo sehen Sie sich in 10 Jahren?
Ich habe mich bereits bewusst dazu entschlossen, nicht mehr dauerhaft als Pflegedienstleitung zu arbeiten. Die Gründe für die zunehmende Unattraktivität habe ich weiter oben schon durchscheinen lassen.

Meine Perspektive liegt vielmehr darin, selber Führungskräfte – insbesondere Pflegedienstleitungen – als Coach zu helfen. Auch die Unterstützung von Pflegeunternehmen bei der Bewältigung ihrer vielseitigen Aufgaben reizt mich sehr und stellt eine klare Zukunftsperspektive dar. Hierzu zählen vor allem Aufgaben wie die Optimierung von Arbeitsprozessen, die Motivation von Teams und das Einbringen innovativer Ideen.

Meine Fernziele sind das Mitwirken auf politischer Ebene und der Mitarbeit bei pflegebezogenen Bundesprojekten.

2.4 »Ich möchte beruflich durchstarten«

In diesem Interview berichtet eine Späteinsteigerin (51, verheiratet, drei Kinder) über ihre Motivation, im letzten Drittel des Berufslebens in die Rolle der Pflegedienstleitung zu schlüpfen. Sie hat eine interessante Aufgabe vor sich, es geht um den Aufbau eines ambulanten Pflegedienstes unter dem Dach eines größeren Trägers (Stiftung) in Norddeutschland.

Seit wann sind Sie PDL und wie sieht Ihr aktuelles Arbeitsfeld aus?
Ich bin gelernte Krankenschwester, habe vor der Geburt meiner Kinder sowohl Erfahrungen im Krankenhaus als auch im Pflegedienst gemacht. Im Pflegedienst habe ich schon damals ein QM-System zur Zertifizierungsreife aufgebaut und in einer schlimmen Krise das Geschäfte eigenständig abgewickelt.

Jetzt sind meine Kinder aus dem Gröbsten heraus und ich möchte beruflich noch einmal neu durchstarten. Passend hierzu habe ich jetzt die Chance, einen Pflegedienst in einer Einrichtung der Eingliederungshilfe aufzubauen.

Was wollten Sie konkret bewegen, als Sie sich für die PDL-Ausbildung angemeldet haben?
Ich hatte immer die Vorstellung, als PDL bei der Verbesserung der Arbeitgeberattraktivität mitzuwirken. Zudem habe ich die hohe Motivation, bestehende Pflegesysteme zu überdenken und neu zu entwickeln. Und natürlich sind mir zufriedene Kunden sehr wichtig.

Mit welchen Erwartungen treten Sie Ihre Stelle an?

Ich habe die Erwartung und auch den Wunsch, Verantwortung zu übernehmen und etwas zu erschaffen. Wichtiger Teil eines Ganzen zu sein. Ich möchte im Rahmen meiner Stelle konkret bestehende Arbeitsabläufe analysieren und, wenn notwendig, ggf. neu strukturieren. Ich möchte zudem, dass ich im Rahmen dieser Stelle immer wieder meine eigene Rolle im Gesamtsystem reflektiere. Vorhandene fachliche oder persönliche »Baustellen« kann ich gezielt aufarbeiten, aber auch die Zusammenarbeit innerhalb des Unternehmens weiter ausbauen.

Was werden aus Ihrer Sicht die drei größten Probleme in Ihrem Arbeitsfeld?
Auf jeden Fall die 100-prozentige Realisierung aller Kundenwünsche. Aber natürlich ist auch der Personalmangel ein großes Problem – v. a. die Herausforderung, gute und leistungsstarke Mitarbeiter dauerhaft im Unternehmen halten zu können. Als drittes Problem erwarte ich, Verhandlungen mit den Kostenträgern erfolgreich zu gestalten.

Wie würden Sie diese Probleme lösen?
Ich beantworte das mal chronologisch:

- Kunde: Hier würde ich immer eine für beide Seiten tragfähige Lösung finden wollen, eine so genannte »Win-Win«-Situation schaffen wollen.
- Mitarbeiter: Ich möchte dabei mitwirken, attraktive Arbeitsbedingungen zu schaffen. Und ich möchte die Mitarbeiter in die Gestaltung, in Entscheidungen, mit einbeziehen.
- Kostenträger: Alleinstellungsmerkmal in der Angebotsauswahl durch Nutzung der bereits bestehenden Einrichtungsangebote.

Was sind die drei größten Ressourcen in Ihrem künftigen Arbeitsfeld?

1. Auf jeden Fall zufriedene Kunden und Mitarbeiter.
2. Zudem sehe ich die Außendarstellung des Trägers in der Region als sehr positiv an.
3. Und die Geschäftsführung wirkt sehr innovativ, das scheint keine Worthülse zu sein.

Was würden Sie sich wünschen, damit das Arbeitsfeld einer PDL attraktiver wird?
Da kenne ich mich noch nicht gut genug aus, aus diesem Grunde kann ich hier noch keine sinnvolle Antwort geben.

Welche Perspektive sehen Sie für sich/wo sehen Sie sich in 10 Jahren?
Ich habe das Ziel, »fest im Sattel« zu sitzen, ich möchte Verhandlungsgeschick und -sicherheit im Umgang mit den Kostenträgern entwickeln und gegenüber den Mitarbeitern als empathisch und wertschätzend wahrgenommen werden.

Zudem sehe ich mich auch in 10 Jahren noch als Mensch und Führungskraft, die immer noch bereit ist, sich kontinuierlich persönlich und fachlich weiterzuentwickeln.

2.5 »Ich musste mir ein dickes Fell zulegen«

In diesem Interview redet eine PDL (Anfang 50, verheiratet, vier Kinder) und Inhaberin eines ambulanten Pflegedienstes im Rheinland (ca. 120 Patienten) Klartext. Sie steht als Inhaberin seit zwölf Jahren in der vollen Verantwortung für ihre Mitarbeiter und Patienten. Deutlich wird bei ihren Aussagen, wie problematisch die Rahmenbedingungen geworden sind und was endlich getan werden muss.

Seit wann sind Sie PDL und wie sieht Ihr aktuelles Arbeitsfeld aus?
Ich habe seit 2008 meinen eigenen Pflegedienst, bin gleichzeitig Inhaberin und bei den Kassen als Pflegedienstleitung gemeldet. Als Pflegedienstleitung bin ich seit etwa 20 Jahren tätig, ich habe im Jahr 2000 meine PDL-Ausbildung erfolgreich absolviert. Damals war ich bis 2008 als PDL im Angestelltenverhältnis tätig, bevor ich meinen eigenen Pflegedienst gegründet habe.

Was wollten Sie konkret bewegen, als Sie sich für die PDL-Ausbildung angemeldet haben?

Ich wollte für mich konkret bewegen, dass man mehr Hand in Hand mit den Mitarbeitern arbeiten kann und es kein »Herrsche und Diene«-Klima gibt. Mir war damals überhaupt nicht klar, dass man sich manchmal auch als sehr unbeliebt machen kann, weil man einfach auch mal unbequeme Entscheidungen treffen muss, die den Mitarbeitern überhaupt nicht gefallen. Diesen Zielkonflikt zwischen der Mitarbeiterseite und der PDL-Seite musste ich erst einmal für mich kennenlernen. Aber es kann eben nicht immer nur ein Wunschkonzert auf dem Ponyhof geben.

Eigentlich wollte ich z. B. die Dienstplanung neu gestalten und innovative Arbeitszeitmodelle einführen. Und ich wollte für meine Mitarbeiter da sein, ein offenes Ohr für deren Belange haben. Zudem wollte ich zwischen dem Chef und den Mitarbeitern vermitteln und somit für ein besseres Miteinander und Verständnis kämpfen. Aber ich musste eines schmerzhaft lernen: Sobald hinter meinem Namen auf dem Dienstplan die Buchstaben »PDL« standen, hat sich etwas verändert. Plötzlich wurde ich von meinen ehemaligen Kollegen in eine Schublade gesteckt.

Was mich bald gestört hat, war die Tatsache, dass die Mitarbeiter jedes kleinste Detail ausdiskutieren mussten. Das ist ja leider bis heute so geblieben. Ebenso war es zermürbend, zu hören: »Kannst Du mir hier helfen…« – »Kannst Du mir da helfen…?« als hätten die Mitarbeiter jede Fähigkeit zum selbstständigen Denken und Handeln verloren. Auch bei der Dienstplanung stellte sich schnell Ernüchterung ein. Es gipfelte irgendwann darin, dass ich das Wunschbuch der Mitarbeiter verbrannt habe.

Mit welchen Erwartungen sind Sie Ihre Stelle angetreten?

Ich habe mir durch mein Wirken als Pflegedienstleitung viel mehr Zufriedenheit von den Mitarbeitern und auch von den Patienten versprochen. Ich war felsenfest davon überzeugt, beides zu erreichen. Ich habe viele Veränderungen eingeführt, ebenso Vereinfachungen, die auch nachweislich funktioniert haben – aber der Effekt der Zufriedenheit der Mitarbeiter war leider nicht so wie von mir erhofft. Aber wahrscheinlich war ich zu illusorisch, als Pflegedienstleitung immer »best friend« sein zu wollen und gleichzeitig richtig viel bewegen zu können. Ich habe auf diese Weise gelernt, mich abzugrenzen und mir ein dickes Fell zuzulegen, weil auch meiner Sicht sonst irgendwann der Burn-Out droht.

In dem Moment, als ich Pflegedienstleitung wurde und in meine Rolle hineingewachsen bin, hatte ich das Gefühl, dass die Mitarbeiter ihr Hirn morgens bei der Arbeit abgeben und mittags wieder mitnehmen. Ich hatte das Gefühl, je mehr ich den Mitarbeitern biete, desto mehr wird auch genommen. Und desto schneller sank die Fähigkeit zu selbstständigen Denken und Handeln. Das Verrückte ist: Heute höre ich manchmal erstaunlicherweise von meinen Mitarbeitern, ich müsste mehr mit der Faust auf den Tisch hauen… – da verstehe einer die Welt.

Was sind die drei größten Probleme in Ihrem Arbeitsfeld?
Für mich sind die drei größten Hürden bzw. Probleme in der PDL-Arbeit schnell identifiziert:

1. Mitarbeiter
Ich habe mir mittlerweile ein dickes Fell angeschafft. Dennoch suche ich natürlich auch heute immer noch das Gespräch mit den Mitarbeitern und höre zu, was sie zu sagen haben. Aber wenn ich einmal entscheide, wird auch nicht mehr diskutiert. Punkt, Aus, Ende. Wenn ich z. B. bei der Tourenplanung auf alle Wünsche meiner Mitarbeiter hören würde, würden pro Tour nur noch fünf Patienten in sechs Stunden angefahren werden.

Das Paradoxon ist aber demgegenüber, dass bei vollen Touren nicht geklagt wird. Sobald sich Touren aber etwas entzerren, weil Patienten ins Krankenhaus oder ins Heim gehen, und ich diese dann mit Neuaufnahmen wieder füllen will, wird gejammert und über Überlastung geklagt. Nur ohne einen entsprechenden Umsatz kann ich auch meine Mitarbeiter nicht bezahlen. Dieser Zusammenhang erschießt sich aber offenbar nicht jedem meiner Mitarbeiter.

2. Kranken- und Pflegekassen
Jeder muss sich immer zertifizieren lassen, so z. B. Praxisanleiter. Warum müssen sich die MDK-Prüfer nicht immer wieder zertifizieren lassen? Ich wünsche mir, dass Prüfer mal pro Jahr drei Wochen in der Pflege arbeiten. Entweder im Heim auf Station – natürlich Schicht- und Wochenenddienst – alternativ natürlich gern im Pflegedienst und dann auch im Wechselschicht und Wochenenddienst Tour fahren. Zusätzlich dazu die ausufernden Pflegeplanungen und Evaluationen schreiben und die ganzen Zettel dazu ausfüllen. Und das natürlich während der arbeitsvertraglich vereinbarten Arbeitszeit. Wahlweise auch gerne mal drei Wochen auf dem PDL-Stuhl. Mit spontan entstehenden offenen Touren umgehen, sich mit Krankenkassenmitarbeitern herumärgern und in Vollbetreuung der Mitarbeiter gehen. Kein Ponyhof, sondern drei Wochen knallharte Realität in der Praxis erleben.

Ich kann das Gelaber von den Prüfern nicht mehr ertragen, von wegen »gefährliche Pflege« und so, wenn ein paar Details nicht aufgeschrieben werden. Es ist doch so: Wir schreiben diese Pflegeplanungen für den MDK. Kein Mensch liest das in der Praxis. Auch der QM-Ordner verstaubt, der kommt nur einmal im Jahr raus aus dem Regal, wenn der MDK kommt. Es steht insgesamt in keinem Verhältnis, wie viel Arbeitszeit für diese unsinnige Schreiberei vergeudet wird. Die Prüfer kommen mit Sachen um die Ecke, die sie vielleicht aus dem Lehrbuch haben, aber die in der Praxis nicht umsetzbar sind!

den Pflegedienst größer zu machen – was mir auch gelungen ist. Ich hatte auch den Wunsch, weitere Dienstleistungen aufzubauen und hatte schon ein Konzept dafür. Aber da ich in einem Hedge-Fonds-Konzern beschäftigt war, gab es kein Interesse an diesem Konzept, weil es dazu Anfangsinvestitionen hätte geben müssen. 2

Was sind die drei größten Probleme in Ihrem Arbeitsfeld?
Fähige Mitarbeiter zu bekommen – nicht nur von der Leistung her, sondern vor allem von der menschlichen Perspektive her. Ich habe das Gefühl, dass viele keine Freude mehr haben und nur noch Dienst nach Vorschrift machen.

Zudem sollten die Arbeitszeiten angepasst werden. Wir sollten wesentlich besser auf die Belange der Mitarbeiter eingehen, z. B. bei Mitarbeitern mit Kindern oder auch pflegebedürftigen Angehörigen. Aus meiner Sicht muss es hier allgemein ein komplettes Umdenken geben, was diese starren Arbeitszeiten angeht.

Ferner empfinde ich die Bezahlung als ungerecht. So verdiene ich als PDL bei meinem Träger deutlich weniger als eine Pflegefachkraft, die schon 25 Jahre im System ist. Das liegt daran, dass die Betriebszugehörigkeit im Tarifsystem viel zu hoch angesetzt wird. Hier passen Bezahlung und Verantwortung nicht zusammen. Das, was man verantwortet, muss sich im Gehalt widerspiegeln. Das ist offenbar nicht immer der Fall.

Hinzu kommt die akute Corona-Situation. Wir fühlen uns vor Ort stellenweise alleingelassen, einmal durch die nächsthöheren Instanzen – aber auch durch die Kassen und Behörden. Denn am Ende müssen wir vor Ort entscheiden. Hinzu kommt die überbordende Bürokratie, die ein rasches Handeln verhindert.

Aber eines noch zu den internen Prozessen: Da kommt der Controller und macht Druck wegen der aufgelaufenen Stunden – das ist derzeit vollkommen unpassend, wir sind einfach nur froh, wenn wir jeden Tag irgendwie die Pflegeabläufe sicherstellen können und unseren Bewohnern in dieser schweren Zeit Geborgenheit und Schutz geben können.

Wie haben Sie diese Probleme gelöst?
Mit Humor und positiver Einstellung. Ich nutze vor allem Gespräche, um eine positive Atmosphäre zu schaffen. Das wiederum hilft mir immer wieder, mit dem Gegenüber eine Lösung bei akuten Problemen herbeizuführen.

Zudem nutze ich Probleme auch als Aufgaben. So nutzen wir die Corona-Krise, um Dinge entstehen zu lassen, die auch später tragfähige Strukturen abbilden können. Ich gehe mit der Einstellung voran, die Krise zum Lernen zu nutzen. Ebenso sehe ich die Folgen aus den strukturellen Problemen wie Personalmangel, Bürokratie und starren Arbeitszeiten: Auch hier entstehen aus den größten Problemen oft ganz neue

Ideen und Lösungen. Zusammengefasst versuche ich, durch meine Persönlichkeit und meine positive Einstellung zu den Dingen und zum Leben allgemein voranzugehen und die Menschen mitzureißen.

Was sind die drei größten Ressourcen in Ihrem Arbeitsfeld?
Auf jeden Fall meine Wohnbereichsleitungen. Diese sind mir eine große Stütze im Alltagsgeschäft und auch jetzt in der Krise. Vor allem beim ganzen Thema »Dienstplan« bin ich froh, die Kollegen zu haben.

Was würden Sie sich wünschen, damit das Arbeitsfeld einer PDL attraktiver wird?

- **von der Politik**
  Ich wünsche mir, dass die Politik die Digitalisierung vorantreibt und damit Verwaltungsprozesse vereinfacht werden. Damit würde auch die Bürokratie weniger werden. Zudem sollte die Erhebung der Qualitätsindikatoren im Rahmen der MDK-Qualitätsprüfung nur einmal jährlich stattfinden. Auch hier geht es darum, die überbordende Bürokratie zu reduzieren.
  Auch in Bezug auf Hygiene möchte ich in Richtung Politik zu bedenken geben, dass die Menschen in ihrem Zuhause leben. Was sollen die ganzen Listen und Vorschriften? Ich möchte gern, dass jemand, der sein Lebensende im Pflegeheim verbringt, es auch so heimisch wie möglich hat und nicht in einem klinischen Umfeld leben muss.

  Zudem wünsche ich mir eine bessere finanzielle Ausstattung, um vor allem für demenzkranke Menschen eine hinreichende Infrastruktur bereitzustellen.

- **von den Trägerverbänden**
  Hier wünsche ich mir wesentlich bessere Fortbildungsangebote, schließlich haben die meisten Trägerverbände eigene Fortbildungsakademien. Mit »besser« meine ich lebendigere, praxisnähere Vermittlung der Inhalte. Mit besser fortgebildeten Mitarbeitern kann ich natürlich auch eine ganz andere Pflegequalität abbilden.

- **von den Altenhilfeträgern**
  Hier wünsche ich mir Raum für eigene Fort- und Weiterbildungen für mich als PDL. Vor allem vermisse ich den Austausch mit meinen PDL-Kollegen. Zudem erhoffe ich mir Investitionen in Dienstkleidung und sonstige »äußere« Ausstattung der Mitarbeiter. Es soll gut aussehen und es sollte sich gut tragen lassen (atmungsaktiv sein).

  Zudem wünsche ich mir eine wesentlich bessere Zusammenarbeit mit den Altenpflegeschulen. Bislang ist es so, dass wir mit Alltagsproblemen in der Kommunikation oft allein gelassen werden. Hier hat aus meiner Sicht nur der Träger die Möglichkeit, das Gespräch mit den Verantwortlichen der Schule zu suchen, um eben diese Alltagsprobleme zu lösen.

Welche Perspektive sehen Sie für sich/wo sehen Sie sich in 10 Jahren?
Ich sehe mich nach wie vor auch in 10 Jahren als Pflegedienstleitung in unserer Einrichtung. Eigentlich möchte ich gerne hier bis zur Rente bleiben.

2.7 Fazit: Es muss anders werden, wenn es gut werden soll

Ein wichtiges Motiv, die PDL-Ausbildung zu machen, ist offenbar neben dem Streben nach persönlicher Entwicklung der Wunsch, Dinge verändern zu wollen. Hier kommt immer wieder die Mitarbeiterführung durch. Der Wunsch war offenbar (zumindest bei den interviewten) Leitungskräften, etwas anders zu machen, als sie es selber erlebt haben.

In der Phase der 70er, 80er und bis in die 90er Jahre gab es in der Leitungskultur nur den Leitsatz »Herrsche und Diene«. Gerade in der Pflege waren autoritäre Regimes nicht selten. Erstaunlicherweise berichten auch Auszubildende (mich eingeschlossen) aus der Zeit über Zustände wie beim Militär, wo es v. a. um die Ordnung der Betten und der Patientenzimmer ging. Auch Widerrede war nicht erwünscht. In meinem Vorstellungsgespräch sagte der Personalchef damals sinngemäß: »Sie stehen als Auszubildender im 1. Lehrjahr ganz unten in der Nahrungskette. Sie hören auch auf die Putzfrau. Ist eine Anordnung auch noch so sinnlos – Sie setzen diese um und reden erst danach.«

Ähnliche Erlebnisse dürften unsere Pflegedienstleitungen in den Interviews dazu gebracht haben, eine tiefe intrinsische Motivation zu entwickeln, später einmal besser mit dem Personal umzugehen, wenn sie selber an den »Schalthebeln der Macht« sitzen.

2.7.1 Menschlich, agil, kundenorientiert – so könnte Pflege sein

Mit dem Wunsch, eine menschlichere Führung zu etablieren, rückt auch der zweite elementare Wunsch in den Vordergrund: Es ging und geht den Pflegedienstleitungen auch um Innovation: Neue Arbeitszeitmodelle, neue pflegerische Konzepte und insgesamt ein anderer Blickwinkel auf die soziale Arbeit mit alten Menschen.

Schaut man auf die Gesamtwirtschaft, so kann man sich so einen hoch motivierten Führungsnachwuchs nur wünschen. Umso dramatischer ist es, was das System und das gesamtgesellschaftliche Umfeld aus solchen hoch motivierten Kräften zum Teil gemacht hat: Erschöpfte, zum Teil verängstigte – zum Teil verärgerte und oft desillusionierte Führungskräfte. Und dennoch kann man aus jedem Interview herauslesen, dass da immer noch die Flamme lodert, Dinge zu verändern und zu verbessern. Und genau das ist nicht nur beeindruckend, sondern macht auch unendlich viel Mut und Hoffnung. Hoffentlich auch Ihnen!

Hieraus ergibt sich zum einen das Potenzial der Menschen, die als Pflegediensleitungen arbeiten – aber eben auch die Not im Arbeitsalltag: Denn viele Ideale, die vielleicht noch als Pflegefachkraft im eigenen Fühlen und Verhalten aufrecht erhalten werden konnten, müssen als PDL zum Teil über Bord geworfen werden.

Am deutlichsten dürfte das wohl bei der Mitarbeiterführung zu spüren sein: Offensichtlich ist ein zu freundlicher Umgang mit dem Personal Gift, paradoxer Weise rufen die Mitarbeiter dann selber nach einer »harten Hand«. Dies wurde im 5. Interview (▶ Kap. 2.5) recht deutlich. Oft hört man allgemein auch von Führungskräften, dass »der gereichte kleine Finger gepackt wird, um den ganzen Arm auszureißen.« Ist der eine Arm ab, wird der zweite Arm abgerissen. Dann wundert sich der Mitarbeiter, dass »die PDL nicht durchgreift«. Schwierig, so ganz ohne Arme... Aber genau diesen Kreislauf beschreibt das Minenfeld, in dem sich eine PDL oft bewegen muss.

2.7.2 Es fehlen Budgetverantwortung und Gestaltungsspielräume

Nicht selten wird diese Erwartung enttäuscht. In der Rolle als Auszubildender, als Pflegehilfs- oder fachkraft kommt es nicht selten vor, dass die PDL als eine exponierte Führungskraft mit schier unendlicher Entscheidungsgewalt angesehen und wahrgenommen wird. Mit dieser Erwartung tritt so mancher PDL-Novize dann die Stelle an.

Die Enttäuschungen lassen nicht lange auf sich warten. Vor allem in Hedge-Fonds-finanzierten Altenheimketten ist die PDL lediglich Dienstbesetzer – also »täglich grüßt das Dienstplan-Loch«; in Pflegediensten solcher Ketten dann auch dafür verantwortlich, hohe Renditen sicherzustellen. Demgegenüber stehen genau 0 Ressourcen, um die hohen Erwartungen auch umzusetzen. Die PDL soll ein Schloss errichten und hat nicht einmal ein paar rostige Nägel zur Verfügung.

Aber es gibt natürlich auch andere Trägerschaften, bei denen die Entscheidungskompetenz der PDL im krassen Missverhältnis zu den Erwartungen »tolle Dienstplankennzahlen«, »hoher Pflegegradschnitt (stationär) bzw. hohe Rendite (ambulant)« und natürlich »1,0 bei der MDK-Prüfung«[13] steht. Ohne eine ernstzunehmende Budgetverantwortung und einem daraus entstehenden Gestaltungsspielraum sind

[13] Seit Oktober 2019 sind die Noten im stationären Bereich Geschichte, ambulant wird das wohl 2021 auch so sein. Der Begriff »Note 1,0« wurde an dieser Stelle nur als rhetorisches Mittel genutzt.

solche Zielvorgaben an eine PDL schlicht unrealistisch. Und führen bei der einen oder anderen Pflegedienstleitung dazu, den Posten, den Beruf und die Branche ganz zu verlassen.

Und an dieser Stelle sollten Entscheider in unserer Branche ganz genau aufpassen: Führungskräfte, die aus nichts (keinerlei Budgetverantwortung) richtig viel (hohe Qualität, hohes Niveau des Teams, 15 Prozent Rendite im Pflegedienst) machen, werden irgendwann die Aufmerksamkeit anderer Branchen wecken.

Gerade in Zeiten der Vernetzung über soziale Netzwerke vernetzen sich auch Angehörige unterschiedlichster Branchen miteinander. Und jemand, der die eben beschriebene Leistung vollbringt, wird für andere Branchen interessant. Vor allem, wenn die Bezahlung doppelt so hoch ist, wie bisher in dem Rang der Pflegedienstleitung in der Altenpflege.

2.7.3 Sind wirklich alle Trägerverbände noch auf der Seite der Einrichtungen?

Der Wunsch nach mehr politischem Einfluss der Trägerverbände wurde in dem dritten Interview (▶ Kap. 2.3) deutlich. Kritisch wird es dann, wenn mächtige Verbandsfunktionäre wie der FDP-Politiker Rainer Brüderle dem Arbeitgeberverband des mächtigsten Verbandes privater Träger vorsitzt und den politischen Bemühungen nach einem allgemeinverbindlichen Tarifvertrag ständig Knüppel zwischen die Beine wirft.

Ein so mächtiger Verband tut sich und seinen Mitgliedern keinen Gefallen, einen mutmaßlichen Lobbyisten der Hedge-Fonds-finanzierten Altenpflegekonzerne in exponierter Position zu belassen. Viele Trägerverbände haben viel Gutes für die Mitglieder und die Branche im Sinn. Diese Haltung sollte daher flächendeckend genutzt werden – im Sinne der ehrlichen Anbieter, der Führungskräfte und Mitarbeiter sowie natürlich den Pflegebedürftigen.

2.7.4 Die Politik bestimmt die Rahmenbedingungen, oder?

In den Interviews wurde ebenso die Forderung nach einem Handeln der Politik laut. Zugegeben – das zwischen 2017 und 2021 regierende Bundeskabinett hat vor allem in Bezug auf die Bezahlung der Pflegekräfte einiges auf den Weg gebracht. Sogar das Recht auf die Refinanzierung tarifähnlicher Löhne wurde im SGB V und SGB XI festgeschrieben.

Was aus Sicht der befragten Pflegedienstleitungen noch fehlt, ist die Anerkennung der Pflegebranche für das, was sie leistet. Der Wunsch nach nachhaltigem politischem Handeln für die Branche wird sehr deutlich.

In einem Fall (▶ Kap. 2.5) wird auch die Selbstverwaltung kritisiert. Diese beinhaltet auch das Prüfsystem der Kostenträger gegenüber den Leistungserbringern. Allein dieses Prüfsystem, das seit nunmehr 20 Jahren existiert, hat zu einer Verschiebung geführt: Die Kassen sind immer mächtiger geworden, während die Einrichtungen wie unmündige Kinder wirken, die mit Wohlverhalten verzweifelt darum kämpfen, dass die Eltern nicht schimpfen und keinen Hausarrest verhängen. Zudem wird noch eine Ungerechtigkeit wahrgenommen: Warum wird der große Bruder nicht so hart geprüft wie ich? Warum sind Sanktionen für gleiche Vergehen so verschieden? Das Schlimme daran ist, dass sich unsere Branche offenbar damit abgefunden hat, den Rücken vor den Kassen krumm zu halten. Es reicht uns scheinbar schon aus, wenn alle den gleichen Neigungswinkel im krummen Rücken haben.

Hier ist die Politik ganz weit weg. Es gibt kein Korrektiv, das die Kassen endlich mal einfängt und für Augenhöhe zwischen Kostenträgern und Anbietern sorgt. Dieses Missverhältnis wurde in den Interviews (u. a. ▶ Kap. 2.5) hier und da zwischen den Zeilen immer wieder angesprochen.

2.7.5 Aktuelle Bedrohungen durch die Corona-Krise

Stand heute (Frühjahr/Sommer 2020) haben vor allem Pflegedienstleitungen in ambulanten Diensten und stationären Einrichtungen mit einer ganz neuen Bedrohung zu kämpfen: Ist ein Mitarbeiter positiv auf das Corona-Virus getestet, muss dieser für 10 Tage in häusliche Quarantäne.

In einem ambulanten Pflegedienst kann nun folgendes passieren: Es sind 15 Mitarbeiter verschiedenster Stellendeputate beschäftigt. Sie müssen acht Touren am Tag abdecken. Drei Mitarbeiter sind krank, sieben weitere müssen in häusliche Quarantäne. Verbleiben fünf Mitarbeiter, von denen nur eine Fachkraft ist. Spätestens hier steht eine PDL vollkommen verzweifelt vor dem Dienstplan und hat keinen Ausweg mehr, wie die Patienten zu versorgen sind.

Die Behörden ziehen sich auf ihre Vorgaben zurück, die hilflose Sachbearbeiterin der Pflegekasse aus dem entsprechenden Referat weiß auch nicht weiter. Obwohl die Pflegekassen nach § 69 SGB XI den Sicherstellungsauftrag haben – nicht die Pflegeeinrichtungen.

Gleiches gilt im Pflegeheim: Wie muss sich eine PDL fühlen, wenn ca. 30 Prozent der Bewohner und 50 Prozent der Mitarbeiter mit dem Corona-Virus infiziert sind? Neben der Unmöglichkeit, einen Dienst ausrecht zu erhalten, der zumindest die schlimmsten gesundheitlichen Folgen für die Bewohner abwendet, muss die PDL auch Panik unter Mitarbeiten, Bewohnern und Angehörigen verhindern. Und wer fragt am Ende die PDL, wie sie sich mit dieser unmenschlichen psychischen Belastung fühlt? Einer hat mal nachgefragt: Ein Team des NDR und der Süddeutschen Zeitung besuchte im Sommer 2020 das Wolfsburger Hanns-Lilje-Haus. Hier waren während des ersten Lockdowns 47 Corona-Infizierte gestorben. Das Team des NDR fand traumatisierte Pflegekräfte wie Angehörige und berichtete äußerst sensibel und sachlich über das, was Pflegekräfte, Bewohner und Angehörige erleben mussten. Mit einfachen Schuldzuweisungen hielt man sich zurück. Stattdessen porträtierte man Leid, Trauer und Schmerz auf allen Seiten – und das ungeheure Bemühen der Pflegekräfte, durchzuhalten. Eine Reportage[14] mit Seltenheitswert.

Man sollte aus der Corona-Krise lernen und genau für solche, real vorgekommenen Szenarien Notfallpläne erstellen. Hier sollten in allen kreisfreien Städten und Landkreisen die Behörden, Pflege- und Krankenkassen, Pflegeanbieter, Mediziner und Verbände gemeinsam Notfallpläne entwickeln, damit die Akteure im Mittelpunkt der Krise – die Pflegedienstleitungen – eine verlässliche Handhabe bekommen. Und vor allem darf man diese Pflegedienstleitungen nicht allein lassen!

Fazit Noch widerstehen die PDL'er dem Druck

Insgesamt geben die Interviews der Pflegedienstleitungen ein gutes Stimmungsbild ab, wie es um ihre Position und ihre Rolle bestellt ist. Es sollte eine Warnung sein: Noch haben die Pflegedienstleitungen Kraft und Innovationsfreude. Noch halten sie dem Druck von außen stand. Klar ist aber auch, dass solche Antworten in 10 Jahren so nicht mehr gegeben werden. Wenn sich nicht endlich signifikant etwas an den Arbeitsbedingungen der Pflegedienstleitungen ändert.

[14] https://www.ndr.de/nachrichten/niedersachsen/braunschweig_harz_goettingen/Ich-weiss-nicht-mal-wie-er-starb-Corona-im-Pflegeheim,pflegeheim292.html

3 Und hier sind die Lösungen für Ihre drängendsten Probleme

Ich möchte Ihnen in diesem Buch realistische Lösungen bieten, die Ihre eigenen Arbeitsbedingungen nachhaltig verbessern. Nach der Lektüre – so hoffe ich – können Sie wieder mit innerer Ruhe und Freude an die Arbeit gehen, statt mit Angst und ständig unter Druck.

Aber natürlich muss ich eine Einschränkung machen: Meine Lösungsvorschläge werden keine schnellen Wunder bewirken. Sie sind ja realistisch – und in der Realität sind Wunder nun mal selten. Aber es gibt eine Reihe von Lösungen, die Sie langsam in den bestehenden Rahmenbedingungen umsetzen können. Lösungen, die nachhaltig sind und immer die jeweilige Situation verbessern. So viel kann ich Ihnen versprechen!

Ihr oberstes Ziel als Pflegedienstleitung sollte es sein, mittel- bis langfristig eine enge Verbindung und einen stark ausgeprägten Teamgedanken zwischen pflegerischer Leistung (also PDL, stellvertretender PDL, Wohnbereichs- und Teamleitungen) mit dem gesamten Pflege-, Betreuungs- und Hauswirtschaftsteam zu erlangen. So kommen Sie gegenüber der Geschäftsführung in eine ganz andere Verhandlungs- und Gesprächsposition.

Je höher also Ihre Hausmacht als PDL ist, desto besser können Sie Ihren Aufgaben nachkommen – und desto fairer wird es, wenn man die Verantwortungen (hoch) und die Befugnisse (gering) einer PDL einander gegenüberstellt.

Meine Vorschläge und Maßnahmen betreffen die Bereiche

- Dienstplanung,
- Coaching und Training der Mitarbeiter und des Teams,
- Karriere und Entwicklung und
- gezielte Mitarbeiterförderung.

3.1 Die Dienstplanung: eine OP am offenen Herzen

Seit Jahrzehnten spielen sich in stationären und ambulanten Altenhilfeeinrichtungen die gleichen Szenen ab. Sobald der Dienstplan für den Folgemonat aushängt, bilden sich Trauben von Mitarbeitern davor. Es ist vergleichbar mit der Ziehung der Lottozahlen oder den Bundesligaergebnissen – will sagen: Es wird etwas veröffentlicht, was für jeden Mitarbeiter eine hohe emotionale Bedeutung hat, auf das er aber selbst keinen Einfluss nehmen kann.

Die Personaleinsatzplanung ist in der Regel Hoheitsbereich der Pflegedienstleitung oder auch der Wohnbereichsleitungen im stationären Bereich. Kaum eine andere Aufgabe ist so sagen- und mythenumrankt und übt einen unvergleichlichen Zauber aus wie die Erstellung des Dienstplanes.

Das ist auch nicht weiter verwunderlich! Vor allem in Zeiten, als es noch keinen Personalmangel in der Pflege gab, konnte im schlechten Falle der Dienstplanersteller den Dienstplan als Waffe verwenden. Die Dienstplanerstellung verlieh die Macht, unliebsame Mitarbeiter zu sanktionieren und wohlgelittene Mitarbeiter zu belohnen. Die Mitarbeiter wiederum waren dieser Vorgehensweise mehr oder weniger hilflos ausgeliefert.

Diese Zeiten sind längst vorbei. Die Dienstplanerstellung ist heute, in Zeiten des sich immer weiter verschärfenden Personalmangels, eine OP am offenen Herzen. Unzählige Mitarbeiterwünsche, vertraglich vereinbarte Extrawürste und persönliche Befindlichkeiten müssen berücksichtigt werden. Wenn Sie als PDL Glück haben, können Sie dann auch noch die Erfordernisse der Vertragspartner, Aufsichtsbehörden sowie der Bewohner bzw. Patienten berücksichtigen.

Fazit: Jede PDL ist heilfroh, wenn der Dienstplan endlich fertig ist. Das folgende Beispiel macht das noch einmal deutlich:

Beispiel **Lösung einer Gleichung mit 28 Variablen**

Die junge und motivierte PDL Sarah Peters ist seit acht Monaten in einer der stationären Einrichtungen der Kette »Ca$h for Care« tätig. Vor ihr waren in den letzten fünf Jahren acht Pflegedienstleitungen beschäftigt.
Sarah Peters ist beharrlich und hat sich bei einem Teil der Mitarbeiter bereits einen guten Ruf erworben. Allerdings stellt sie die Dienstplanung immer wieder vor Herausforderungen: Vor allem die vielen Extrawürste, die der Einrichtungsleiter für manche Mitarbeiter gebraten hat (nur Frühdienst, nur ein Wochenende im Monat; kein Dienst, wenn der Mond im achten Haus der Regenechse steht...) machen den Dienstplan zu einer fast unlösbaren Gleichung.
Sarah Peters hat schon häufiger beim Einrichtungsleiter vorgesprochen, beißt aber auf Granit. Sie muss die höchste Stufe der Mathematik erklimmen: eine Gleichung mit 28 Variablen immer wieder aufs Neue geschickt und kollisionsfrei lösen. Noch gelingt ihr das, aber sie macht den Job ja auch erst seit acht Monaten...

Etliche Pflegedienstleitungen bewegen sich nicht nur im engen Korsett des Arbeitszeitgesetzes und der Vorgaben der Vertragspartner. Sie leiden zudem noch darunter, was an ihnen vorbei oder vor ihrer Zeit auf Geschäftsführerebene mit Mitarbeitern an Extrawürsten vereinbart wurde. Pflegedienstleitungen in besonders renditeaffinen Konzernhäusern schlagen sich zudem noch mit »kreativen« (sprich: kostengünstigen) Personalvorgaben der jeweiligen Zentrale herum. Für die Zukunft lassen sich solche Situationen aber aufbrechen.

Tipp

Haben Sie als PDL den Mut, eigene Wege zu gehen! Das ist auch ohne Weiteres möglich, denn die Personaleinsatzplanung ist eine sogenannte A-Kompetenz. Kompetenzstufe besagt »eigenständige und eigenverantwortliche Durchführung ohne Rückmeldung an den Vorgesetzten.«*

* Häseler I (2010): Stellenbeschreibungen für Einrichtungen der Altenpflege. Schlütersche Verlagsgesellschaft, Hannover. S. 17

Ich zeige Ihnen im Folgenden ein paar Lösungen, wie die Personaleinsatzplanung künftig so laufen kann, dass Sie hier als PDL nicht die einzige Akteurin sind.

3.1.1 Dienstpläne eigenverantwortlich erstellen

Es spricht nichts dagegen, dass Sie Ihre Mitarbeiter in die Dienstplanung integrieren. Wie oben geschildert, hat die PDL die Kompetenzstufe A, wenn es um die Dienstplanung geht. Das heißt einerseits, dass Sie voll verantwortlich dafür sind. Doch wie Sie diese Aufgabe erfüllen und Ihre Verantwortung wahrnehmen – das ist noch mal eine ganz andere Sache. Selbstverständlich können Sie Ihre Mitarbeiter in den Prozess involvieren und sind dennoch allein verantwortlich für den Dienstplan. Schließlich unterschreiben Sie ja den freigegebenen Dienstplan.

Schenken Sie Ihren Mitarbeitern also Autonomie! Und das in einem der wichtigsten Bereiche, die es gibt! Gerade der Dienstplan ist oft Ursache für Streitereien und negative Gefühle einzelner Mitarbeiter.

Wenn Sie Ihre Mitarbeiter an der Dienstplanung beteiligen, bauen Sie Brücken zwischen ihnen und sich selbst. Wenn Ihre Mitarbeiter einen weitreichenden Gestaltungsraum beim Reizthema »Dienstplan« bekommen, merken diese schnell, in welchem Dilemma sich ihre PDL als Planende jeden Monat wieder befindet. Dieses Erlebnis enthält die Chance, dass sich gegenseitiges Verständnis und Vertrauen zwischen Ihnen und Ihren Mitarbeitern entwickelt bzw. weiter verstärkt.

So geht's: die eigenverantwortliche Dienstplanung in einem ambulanten Pflegedienst

Mitarbeiter ambulanter Pflegedienste sind in puncto »Dienstplanung« wahrscheinlich kompetenter als so manche Führungskraft glaubt. Denn die Kollegen sind jeden Tag unterwegs, kennen die Touren, die Rahmenbedingungen und sind nicht zuletzt ein relativ starres Dienstsystem gewöhnt. Sie kennen z. B. »jede dritte Woche Spätdienste« oder »jedes zweites Wochenende Dienst«. Zudem sind ambulante Mitarbeiter in der Regel wesentlich eher in der Lage autonom zu arbeiten und zu handeln als etwa ihre Kollegen in stationären Einrichtungen.

Dies bringt schon die besondere Versorgungsform der ambulanten Pflege mit sich. Aus diesem Grunde sollten Sie als ambulante PDL die Ressourcen Ihrer Mitarbeiter für eine eigenverantwortliche Dienstplanung nutzen. Und so geht's:

1. Schaffen Sie die richtigen Rahmenbedingungen

Zunächst erklären Sie Ihren Mitarbeitern in einer Teambesprechung, was sie vorhaben. Um das Team zu beruhigen, sollten Sie gleich anfangs darauf verweisen werden, dass zunächst ein Testlauf geplant ist. Das Ziel der ganzen Aktion müssen Sie aber auch klar verdeutlichen: Es geht darum, den Kollegen mehr Verantwortung und mehr Handlungsspielraum zu geben. Verdeutlichen Sie Ihren Wunsch, dass Sie Ihren Mitarbeitern wesentlich mehr Eigenverantwortung und Handlungsspielraum geben möchten. Da Pflegekräfte nicht selten unsicher sind, wenn es umwälzende Veränderungen gibt, sichern Sie Ihrem Team natürlich Ihre volle Unterstützung zu und geben Ihnen auch alle notwendigen Informationen.

Sie werden es schon erraten haben: Ohne Schulung geht es nicht. Ihre Mitarbeiter brauchen Informationen zu den wichtigen Themen:

- Berechnung der zur Verfügung stehenden Stunden,
- Berechnung der zu verplanenden Stunden,
- Steuerung von Plus- und Minusstunden,
- Vorgaben durch das Arbeitszeitgesetz,
- Vorgaben durch die Kostenträger.[15]

Tipp
Erstellen Sie ein kleines Skript, in dem Ihre Mitarbeiter bei Bedarf alles noch einmal nachlesen können.

Der wichtigste Schritt ist bei der Umsetzung tatsächlich, dass die Mitarbeiter die Vorgabe bekommen, wie viele Stunden sie verplanen dürfen. Zudem muss jeder einzelne Mitarbeiter eine Vorgabe über seine Soll-Arbeitszeit haben. Es kann ja durchaus sein, dass nicht alle Mitarbeiter ihre Regelarbeitszeit im Plan-Monat arbeiten sollen. Manche sollen Stunden abbauen (bei vielen Überstunden) oder ein paar Mehrstunden leisten (bei Minusstunden).

Schauen wir uns ein Beispiel an: Benötigt werden in einem Pflegedienst 1.000 Leistungsstunden, um alle Patientenaufträge in einem Monat abzuarbeiten (▶ Tab. 3).

Mit einer solchen Auflistung hat jeder Mitarbeiter für den Folgemonat eine genaue Vorgabe, wie viele Stunden er für sich eintragen soll.

Damit die eigenständige Dienstplanung auch gelingt, sind weitere Vorgaben notwendig:

- Anzahl der Dienstwochenenden pro Mitarbeiter,
- Anzahl der kurzen Wechsel pro Mitarbeiter,
- Anzahl der Teildienste pro Mitarbeiter,
- Anzahl der Spätdienste pro Mitarbeiter.

[15] Rahmenvertrag nach §§ 132, 132a SGB V zur Durchführung der häuslichen Krankenpflege, der häuslichen Pflege und der Haushaltshilfe

3

Tab. 3: Beispielrechnung 1.000 Leistungsstunden

Mitarbeiter	Geschuldete Arbeitszeit	Plus/Minusstunden	Monatsvorgabe der PDL
Gesamt	**1.035**	**+ 100**	**1.000**
MA 1	170	+ 20	160
MA 2	170	0	170
MA 3	170	+ 10	170
MA 4	135	+ 30	125
MA 5	135	+ 30	125
MA 6	85	+ 20	70
MA 7	85	+ 10	75
MA 8	85	- 20	105

Tipp

Vergeben Sie Rechte für alle Mitarbeiter in der EDV, sodass jeder seinen Wunschdienst eintragen kann. Alternativ müssen die Mitarbeiter ihre Dienste bei Ihnen oder dem sonstigen Dienstplanverantwortlichen abgeben, der diese dann einträgt.

Denn trotz aller Autonomie muss eines klar sein: Alle Dienste – auch die unbeliebtesten – müssen besetzt werden.

Sie müssen darauf achten, dass das hauseigene Dienstprogramm sämtliche Verstöße gegen das Arbeitszeitgesetz anzeigt und somit keine Fehlplanung gegen das Arbeitszeitgesetz erfolgen kann. Gleiches gilt bei Bedarf natürlich auch für das Mutterschutz- und Jugendschutzgesetz. Denn am Ende unterschreiben immer noch Sie den Dienstplan und stehen damit in der vollen Verantwortung.

2. Schritt: Organisieren Sie die eigenverantwortliche Planung

Im zweiten Schritt, nachdem alle Vorgaben gemacht sind, geht es an die praktische Umsetzung. Legen Sie z. B. fest, dass jeder Kollege bis zum 5. des Folgemonats seine Dienste einträgt. Sie können davon ausgehen, dass jeder ungefähr die Dienste so einträgt, wie er sie aus Gewohnheit macht. Das gelingt immer besser, je länger das Kernteam zusammen ist und je besser das Betriebsklima ist.

Der entscheidende Punkt aber ist ein anderer: Es wird Termin-Ballungen geben, weil sich für manche Touren bzw. Dienste zu viele Kollegen eingetragen haben. Umgekehrt wird es Dienste geben, die noch offen sind. Sie müssen also die eigenverantwortliche Planung richtig organisieren:

1. Legen Sie das Datum fest, an dem die Dienstplanung finalisiert wird – z. B. immer der 2. Dienstag im Monat, 13:30 Uhr.
2. Legen Sie fest, dass sich jeder Mitarbeiter bis zum 5. des Folgemonats eingetragen bzw. seine Dienste beim Dienstplanverantwortlichen abgegeben haben muss.
3. Der Dienstplanverantwortliche markiert alle offenen Dienste und auch alle Tage, an denen sich zu viele Kollegen eingetragen haben.
4. Teamsitzung: Der vorläufige Dienstplan wird an die Wand projiziert. Die Teamsitzung wird abwechselnd von einem Mitarbeiter moderiert.
5. Die Mitarbeiter einigen sich nun selber, wer auf »beliebte« Dienste verzichtet und wer die »unbeliebten« Dienste wahrnimmt.

Tipp

»Schwänzen« Sie diese Teamsitzung ganz bewusst! »Eigenverantwortlich« ist das Zauberwort. Sie greifen nur dann an, wenn Konflikte scheinbar unlösbar sind.

Wenn Ihre Mitarbeiter mit dem fertigen Dienstplan zu Ihnen kommen, kontrollieren Sie den Plan, weil Sie ihn ja auch unterschreiben müssen.

Aber führen Sie im Anschluss eine Reflexionsrunde mit jedem Team durch. Dabei gibt zunächst das Team eine Rückmeldung darüber, was gut oder weniger gut geklappt hat. Gemeinsam können Sie dann »Stolpersteine« definieren. Diese Erkenntnisse nutzen Sie alle, um mit solchen Hindernissen künftig leichter umzugehen bzw. zu lernen, diese zu umgehen. Auch Sie geben eine Rückmeldung darüber, was aus Ihrer Sicht gut geklappt hat und an welcher Stelle noch Fehler aufgetreten sind. Nutzen Sie v. a. die Fehler und definierten Stolpersteine für eine Kurzschulung oder eine entsprechende Praxisanleitung, damit das Team schnell daraus lernt und sich gut abgeholt fühlt.

Info

Machen Sie unbedingt einen Testlauf, bevor Sie mit der »eigenverantwortlichen Dienstplanung« durchstarten. Das bedeutet, dass Sie im Notfall schon einen brauchbaren Dienstplan in der Hinterhand haben, falls das Experiment völlig schiefgehen sollte.

Die eigenverantwortliche Dienstplanung wird umso besser gelingen, je gefestigter das Team ist. Auf jeden Fall schaffen Sie eine enorme Innovation, wenn Sie den Prozess der Dienstplanung weitgehend in die Hände Ihrer Mitarbeiter legen. Neben der Erhöhung der Mitarbeiterzufriedenheit tragen Sie auch etwas zur Personalentwicklung bei. Denn viele Mitarbeiter werden bei der eigenverantwortlichen Dienstplanung einen hohen Lerneffekt in den Bereichen Organisation und Kommunikation erzielen. 3

3.1.2 Wochenend-Dienste: nur alle 2,5–3 Wochen!

Auch diese Methode lässt sich am ehesten in einem ambulanten Pflegedienst einführen, was mit der Steuerungsmöglichkeit der Arbeitsmengen zu tun hat. Ein ambulanter Pflegedienst hat in gewissen Grenzen die Möglichkeit, deutlich weniger Aufträge an Wochenenden und Feiertagen abarbeiten zu müssen als unter der Woche.

Anders im stationären Bereich. Hier fallen an den Wochenenden allenfalls die Arztvisiten und Telefonate weg. Dafür aber gibt es erhöhten Angehörigenverkehr und somit mehr Zeiterfordernis für Gespräche seitens der Pflegekräfte. Deshalb zeige ich Ihnen auch hier die Umsetzungsmöglichkeit in einem klassischen ambulanten Pflegedienst.

1. So bieten Sie »familienfreundliche« Arbeitszeiten

Mit dieser Methode gehen Sie einen großen Schritt in Richtung Mitarbeiterbindung. Wenn nur noch jedes »2,5te« Wochenende gearbeitet werden muss, wird Ihr Pflegedienst schon fast einer mit »familienfreundlichen« Arbeitszeiten. Das ist es ein großer Wettbewerbsvorteil beim Kampf um Mitarbeiter.

Jedes »2,5te« Wochenende zu arbeiten, bedeutet einen neuen Wochenendzyklus (▶ Tab. 4). Somit haben die Mitarbeiter nur jedes dritte Wochenende ein »echtes« Dienstwochenende.

Tab. 4: Wenn nur noch jedes 2,5te Wochenende gearbeitet wird

1. Wochenende		2. Wochenende		3. Wochenende	
Sa	So	Sa	So	Sa	So
X	X	Dienst	X	Dienst	Dienst

2. Schaffen Sie die Voraussetzungen für die reduzierte Besetzung am Wochenende

Damit Ihr Pflegedienst an den Wochenenden mit entsprechend wenig Personal auskommen kann, muss es natürlich entsprechend weniger Aufträge geben. Leicht fällt es den Pflegediensten, die ohnehin schon deutlich weniger Arbeitsaufkommen an Wochenenden haben. Vor allem in der Grundpflege ist oft weniger zu tun. Das hat in der Regel folgende Gründe:

- Wenn der Pflegedienst an den Wochenenden (oder zumindest an den Sonn- und Feiertagen) nicht kommt, bleibt der Patient im Sachleistungsbudget und muss nichts dazu bezahlen.
- Alternativ ergeben sich Mitnahmeeffekte beim anteiligen Pflegegeld als zusätzliches Haushaltseinkommen.
- Angehörige, die unter der Woche arbeiten, übernehmen freiwillig die Versorgung.

Konstant dürften dagegen die behandlungspflegerischen Leistungsstunden bleiben – abgesehen von den Maßnahmen, die nur 2- oder 3 x wöchentlich erfolgen, wie etwa die Wundversorgung.

Sie als Pflegedienstleitung können aber auch die Patienten schon bei den Erstgesprächen ein wenig in die Richtung lenken, dass an Wochenenden nicht unbedingt die (komplette) Grundpflege von Ihrem Pflegedienst übernommen wird. Aber Achtung: Sie müssen dieses Anliegen gegenüber dem Patienten so vermitteln, dass Ihr Pflegedienst niemals in den Verdacht kommt, gegen die Versorgungsverträge zu verstoßen.

Ein Rechenmodell für die Umsetzung des Systems »jedes 2,5.te Wochenende Dienst« sieht so aus:

- Auftragsstunden inklusive Fahrt- und Rüstzeit 1.500 Stunden im Monat,
- täglich benötigt werden 5 Früh- und 2 Spättouren > also 7 Köpfe;
- Kalkuliert wird mit 2.100 Bruttostunden – entspricht 12,4 Vollzeitkräften (VK),
- 12,4 VK verteilen sich hier auf 18 Köpfe,
- der Einfachheit halber wird mit 30 Tagen/Monat gerechnet – 21 Tage unter der Woche, 9 Tage Wochenende,
- pro Tag werden 50 Stunden verplant (1.500/50). Jetzt wird aber angenommen, dass an den Wochenenden pro Tag 10 Stunden weniger anfallen. Somit ergibt sich folgende Situation:
  - 40 Versorgungsstunden am Tag können auf nur noch 6 Touren verteilt werden.
  - Jetzt teilen Sie die 18 Köpfe in 3 Teams zu je 6 Mitarbeitern auf (▶ Tab. 5).

Tab. 5: Jedes 2,5te Wochenende Dienst – die Aufteilung des Personals

Team	Dienstschema
Team A	2 Tage Dienst
Team B	1 Tag Dienst, 1 Tag frei
Team C	2 Tage frei

3

Somit haben Sie je Dienstwochenende immer noch 9 Köpfe, die Sie verplanen können. Da sie nur 6 Köpfe brauchen, haben Sie einen Puffer von 3 Köpfen für Urlaub und krank.

Wichtig **Halten Sie sich an die Regeln!**

- Sie brauchen immer genügend Fachkräfte für Maßnahmen der Behandlungspflege, die einen besonderen krankenpflegerischen Sachverstand erfordern.
- Sie brauchen immer genügend Fachkräfte für die Rufbereitschaft.
- Sie brauchen immer genügend Mitarbeiter, die von den Kassen für einfache und einfachste Behandlungspflegemaßnahmen zugelassen sind.
- Sie müssen alle sonstigen vertraglichen Regeln einhalten (z. B. in Rheinland-Pfalz eine Besonderheit hinsichtlich der Grundpflege: Protokollnotiz zu § 3 Abs. 3 der Vereinbarung gemäß § 89 SGB XI über die Vergütung ambulanter Pflegeleistungen in Rheinland-Pfalz vom 2. April 2008).

Dieses Konzept lässt sich leichter umsetzen als die unbestrittene radikale und optimale Lösung »nur jedes 3. Wochenende Dienst«.

Aber wenn Sie wasserdicht planen, bekommen Sie die Umsetzung »jedes 2,5te Wochenende Dienst« auf jeden Fall gestemmt. Und sollte sich das Modell etablieren, spricht sich das herum. So haben Sie als Pflegedienst eine großartige Innovation in Sachen »familienfreundlicher Arbeitgeber« erzielt, wovon auch Sie als Pflegedienstleitung profitieren.

3.2 Unbeliebte Dienste verteilen

Entschärfen wir nun einen immer wiederkehrenden Konfliktherd zwischen Führungskräften und Mitarbeitern! Die Rede ist von der gerechten Verteilung unbeliebter Dienste wie Spätdienst an Sonn- und Feiertagen, Teildiensten oder körperlich stark belastenden Frühdiensten sowie den berüchtigten »kurzen Wechseln« von Spät- auf Frühdienst.

Es ist Ihre Aufgabe als Pflegedienstleitung, eine Verteilungsgerechtigkeit bei diesen unbeliebten Diensten herzustellen. Sie können ein transparentes und gerechtes Verfahren schaffen und so ein Reizthema im Team befrieden und die Mitarbeiterzufriedenheit stärken.

3.2.1 So kann eine Verteilungsgerechtigkeit bei unbeliebten Diensten aussehen

Der Unterschied zwischen tatsächlich geleisteten Diensten und »gefühlt« geleisteten Diensten ist oft erheblich. Aber genau diese Gefühlslagen führen im Team und zwischen Mitarbeitern und Führungskräften oft zu Konflikten. Damit Sie diesen Konfliktherd entschärfen, müssen Sie mit Ihrem Team gemeinsam ein Verfahren entwickeln, um das Streitthema »Leisten unbeliebter Dienste« für alle Zukunft zu lösen. Es ist übrigens einerlei, ob Sie in einem ambulanten Dienst oder einer stationären Einrichtung arbeiten. Eine entsprechende Vereinbarung kann in drei Schritten erfolgen:

Schritt 1: Legen Sie Grundregeln fest und verschaffen Sie sich den Rückhalt Ihrer Vorgesetzten
Ein Dienstplan kann kein Wunschkonzert sein. Sie müssen absolut deutlich machen, dass zur Erfüllung des Versorgungsauftrages alle Dienste besetzt werden müssen – also jeder Mitarbeiter mal in den sauren Apfel beißen muss. Extrawürste kann es nicht mehr geben.

Wer sich für den Pflegeberuf entschieden hat, weiß um die Problematik manch unattraktiver Dienste. Es kann aber nicht sein, dass sich einige Mitarbeiter aus der Verantwortung stehlen. Dem setzen Sie jetzt ein Ende! Sie brauchen bei diesem Thema übrigens den vollen Rückhalt Ihrer eigenen Vorgesetzten.

Schritt 2: Ermitteln Sie unbeliebte Dienste
Wetten, dass Sie **nicht** wissen, welche Dienste für Ihre Mitarbeiter am unbeliebtesten sind? Fragen Sie bitte zunächst Ihr Team und ermitteln Sie gemeinsam die »Top 3« der unbeliebtesten Dienste. Dafür eignet sich eine Teambesprechung, auf der Sie so vorgehen können:

Sie listen auf dem Flipchart alle Dienste auf, die es in Ihrem Pflegedienst bzw. im Pflegeheim gibt.

Jeder Mitarbeiter erhält drei Klebepunkte, die er auf »seine« unbeliebten Dienste bzw. auf einen Dienst verteilen kann.

Erlauben Sie Ihren Mitarbeitern, alle drei Punkte auf einen Dienst zu verteilen, alle drei Punkte auf drei Dienste zu verteilen oder aber zwei bzw. einen Punkt auf zwei Dienste zu verteilen. (▶ Abb. 1)

Dienst	Punkte	Anzahl
Frühdienst (6–13 Uhr), Mo–Fr.		
Frühdienst (6–11 Uhr), Mo–Fr.		
Mittagsdienst (10–13.30 Uhr), Mo–Fr.		
Spätdienst (16–21 Uhr), Mo.–Fr.		
Spätdienst (14–21 Uhr), Mo.–Fr.		
Teildienst (6–10 Uhr, 16–21 Uhr), Mo.–Fr.		
kurzer Wechsel, Mo.–Fr.	● ●	2
Frühdienst (6–13 Uhr), Samstag	●	1
Frühdienst (6–11 Uhr), Samstag		
Mittagsdienst (10–13.30 Uhr), Samstag		
Spätdienst (16–21 Uhr), Samstag		
Spätdienst (14–21 Uhr), Samstag	● ● ● ●	4
Teildienst (6–10 Uhr, 16–21 Uhr), Samstag	● ● ● ● ●	5
kurzer Wechsel, Samstag		
Frühdienst (6–13 Uhr), Sonn- und Feiertag	● ●	2
Frühdienst (6–11 Uhr), Sonn- und Feiertag		
Mittagsdienst (10–13.30 Uhr), Sonn- und Feiertag		
Spätdienst (16–21 Uhr), Sonn- und Feiertag		
Spätdienst (14–21 Uhr), Sonn- und Feiertag	● ● ● ● ●	5
Teildienst (6–10 Uhr, 16–21 Uhr), Sonn- und Feiertag	● ● ● ● ● ● ● ●	8
kurzer Wechsel, Sonn- und Feiertag	● ● ●	3

Abb. 1: Unbeliebte Dienste ermitteln.

In diesem Beispiel ist der Fall klar. Die unbeliebtesten Dienste sind die Teildienste und Spätdienste am Wochenende – gefolgt von den kurzen Wechseln an Sonn- und Feiertagen.

Da Sie mit Ihrem Team einen Grundkonsens erzielen darüber müssen, dass die Dienste besetzt werden müssen, stimmen Sie einen weiteren Grundsatz ab: Die Dienste werden pro Kopf zu gleichen Anteilen verteilt. Das heißt in der Praxis, etwa bei einer Belegschaft von 10 versicherungspflichtigen Beschäftigten:

- Es müssen im Monat 10 Teildienste besetzt werden.
- Es fallen im Monat 10 kurze Wechsel an.
- Es müssen 10 Spätdienste an Sonn- und Feiertagen abgedeckt werden,

Dieser Schritte ist relativ einfach: Sie legen mit Ihrem Team gemeinsam fest, dass jeder Kollege einen dieser Dienste pro Monat übernimmt. Wenn es sich um eine krumme Anzahl von Diensten handelt – wenn also ein Mitarbeiter zweimal im Monat ran muss und dafür ein anderer nicht, wird ein Modell geschaffen, das dieses Missverhältnis wieder ausgleicht: Sie und Ihr Team legen in diesem Falle gemeinsam fest, in welchem Zeitraum – z. B. ein Vierteljahr – die Anzahl der verplanten unbeliebten Dienste für alle sozialversicherungspflichtig beschäftigten Kollegen gleich ist.

Schlimmstenfalls führen Sie eine Liste darüber. Das hat den unschätzbaren Vorteil, dass Sie später bei Beschwerden einzelner Mitarbeiter immer wieder belegen können, dass unbeliebte Dienste gleich verteilt werden.

Tipp

Lassen Sie bei Ihrem Softwareanbieter nachfragen, ob Ihr Programm eine solche Statistik sowohl aus dem Soll- als auch dem Ist-Dienstplan generieren kann.

Schritt 3: Verabschieden Sie die fertige Vereinbarung

Haben Sie mit Ihren Mitarbeitern gemeinsam ein Vorgehen festgelegt, wird dieses formuliert, ausgedruckt und von allen Mitarbeitern gegengezeichnet. Hängen Sie diese Vereinbarung zudem gut sichtbar im Büro, im Dienstzimmer und gern auch im Pausenraum auf. Hier ein Beispiel für eine solche Vereinbarung:

Beispiel **Vereinbarung über die gerechte Verteilung unbeliebter Dienste**

1. Ziel:
Jeder Mitarbeiter deckt die gleiche Anzahl von Teildiensten, kurzen Wechseln und Spätdiensten an Wochenenden und Feiertagen ab.

2. Umsetzung:
Der für den Dienstplan verantwortliche Mitarbeiter achtet darauf, dass die in der Sitzung vom 10. Januar 20... definierten »Top 3« der unbeliebten Dienste auf alle sozialversicherungspflichtig tätigen Mitarbeiter gleich verteilt werden.
Ist in einem Monat keine gerechte Verteilung möglich, erfolgt im Zeitraum von insgesamt drei Monaten ein Ausgleich.

Die Wirksamkeit dieser Vereinbarung wird Ende Juni 20... überprüft.

3. Unterschriften

Mit dieser offenen Vorgehensweise, bei der alle Kollegen beteiligt sind, sollten Konflikte für die Zukunft ausgeschlossen sein. Durch die Beteiligung Ihres Teams verbessern Sie auch die Unternehmenskultur. Der eine oder andere Mitarbeiter wird vielleicht begeistert davon erzählen, dass in »seinem Pflegedienst« oder »seinem Pflegeheim« Probleme gemeinsam von Führungskräften und Mitarbeitern gelöst werden.

3.3 Lange Freiphasen dank innovativer Arbeitszeitmodelle

Als Pflegedienstleitung in einem ambulanten Pflegedienst stehen Sie oft vor dem Problem, dass Sie die Dienstplanung im engen Korsett von 6-Tage-Wochen vornehmen müssen. Aber selbst eine 5- oder 5,5-Tage-Woche verringert die Problematik nicht. Seit Jahrzehnten wird in engen Korsetten gearbeitet, welche mit Glück mal vier freie Tage am Stück hergeben. Dies wird aber in der Regel mit einem 8–12-Stunden-Arbeitstag-am-Stück-Turnus erkauft. Solche Modelle sind nicht nur unattraktiv, sondern auch gesundheitsgefährdend, wie das nachstehende Beispiel zeigt:

Beispiel **Gesundheitsgefährdende Arbeitszyklen**

Der Krankenpfleger Martin Driller freut sich auf vier freie Tage am Stück. Jetzt aber fährt er den 11.Tag hintereinander Tour. Das ist notwendig, damit er genügend Plusstunden für die freien Tage hat. Aufgrund völliger Übermüdung übersieht er fast den vor ihm abrupt bremsenden Lkw. Nur mit Mühe kommt Martin Driller noch zum Stehen. Zuhause angekommen, tritt er seine freien Tage an. Den ersten Tag verschläft er fast komplett, zwei schöne Tage folgen, doch am vierten Tag ist er schon in Gedanken bei seinem nächsten Zyklus von sechs Arbeitstagen am Stück.

Innovativ ist ein Arbeitszeitmodell, das solche Gefahren (und wenig erholsame freie Tage) ausschließt und wirklich attraktiv für Mitarbeiter ist.

Auch unter den bestehenden Rahmenbedingungen wie »Stundenanzahl der Aufträge« und »Arbeitszeitgesetz-Vorgaben« ist das möglich. Gerade für jüngere Kollegen können die folgenden Modelle interessant sein. Denn das klassische Modell aus 12 Tagen Dienst (6-Tage-Woche) und einem freien Wochenende, oder mit einer 5,5-Tage-Woche oder einer 5-Tage-Woche mit zwei freien Tagen, ist vor allem für die nachwachsende Generation nicht mehr sonderlich attraktiv.

Vielmehr haben auch Sie sicherlich schon bemerkt, dass viele junge Menschen lieber eine Phase haben, in der sie sehr viel arbeiten – um dann entsprechend lange freie Phasen genießen zu können. Tatsächlich sind solche Modelle umsetzbar.

Sie müssen allerdings immer zwei Rahmenbedingungen beachten:

1. Zum einen das Arbeitszeitgesetz mit seinen Ruhe- und Ausgleichsphasen und
2. zum anderen müssen Sie am besten den Bedarf an Nettoarbeitsstunden für ein komplettes Jahr definieren.

3.3.1 Modell 1: Der Klassiker »7 Tage Dienst, 7 Tage frei«

Dieses Modell ist der außerklinischen ambulanten Intensivpflege nicht fremd. Möglich ist das durch 12-Stunden-Schichten. Die Mitarbeiter, die einmal in diesem System arbeiten, möchten es nicht mehr missen. Denn eine geschuldete Monatsarbeitszeit von 168 Stunden kann tatsächlich im Schema »Montag bis Sonntag Dienst« (84 Stunden) und »Montag bis Sonntag frei« geliefert werden. Tatsächlich kann auch ein klassischer ambulanter Pflegedienst ein ähnliches Modell ermöglichen. Das geht unter zwei Voraussetzungen:

1. Der Pflegedienst braucht eine gewisse Größe
   Als großer Pflegedienst (ab ca. 150 Patienten ohne 37.3-Kunden aufwärts) kann ein Pflegedienst auch Mittagstouren abbilden und sogar die »Saure-Gurken-Zeit« bis zum Beginn des Spätdienstes abdecken. So kann eine Pflegekraft z. B. von 07:00–20:00 Uhr die Tourenzeiten abdecken, incl. gesetzlich vorgeschriebener Pausen. Damit wird für diese Kraft genau der gleiche Effekt erzielt, wie bei der außerklinischen ambulanten Intensivpflege (s. o.).
2. Der Pflegedienst ist unter dem Dach eines Komplexanbieters angesiedelt
   Idealerweise existiert neben dem Pflegedienst noch eine Tagespflege und oder eine WG. So kann der Pflegedienst relativ klein sein und dennoch 12 Stunden durchgängige Arbeit anbieten. Perfekt ist es, wenn es für diese Einrichtung einen Gesamtversorgungsvertrag gibt. Aber auch ohne diesen Vertrag können Sie mühelos Modelle schaffen, die eine durchgängige Arbeitszeit von 12 Stunden ermöglichen. So können z. B. Mitarbeiter zu 0,75-Stellenanteil im Pflegedienst beschäftigt werden und als GfB-Kraft in der Tagespflege/WG/stationären Einrichtung. Den Mitarbeitern dürfte es egal sein, wie die Beschäftigungsverhältnisse aufgebaut sind – Hauptsache, sie können sich ihre langen Freiphasen erarbeiten.

Wichtig **Bitte Genehmigung einholen!**

Grundsätzlich gilt aber, dass sich ein Arbeitgeber eine Genehmigung vom Amt für Arbeitsschutz bzw. Gewerbeaufsichtsamt einholen muss, um solche Schichten anzubieten. Die Genehmigungspraxis variiert von Landkreis zu Landkreis bzw. Stadt zu Stadt. Ohne eine solche Genehmigung ist das 12-Stunden-Modell nicht möglich!

Bei beiden Möglichkeiten kommen Sie ohne Teildienste aus, die ja häufig unbeliebt sind. Das ist nicht weiter verwunderlich, denn die kurze Pause zwischendurch kann kaum genutzt werden. Allerdings gibt es tatsächlich Mitarbeiter, die den Teildienst durchaus zu schätzen wissen, weil

- sie nur ca. 5 Minuten zu Fuß/mit dem Fahrrad zum Pflegedienst brauchen,
- sie Lebensumstände haben, bei denen es wichtig ist, zur Mittagszeit zuhause zu sein.

3.3.2 Modell 2: Viele Überstunden anhäufen und lange frei haben

Diese Möglichkeit bevorzugen manche junge Menschen. Das folgende Beispiel zeigt, wie so etwas möglich ist:

Beispiel **Freizeit für Fernreisen**

Die 23-jährige Pflegefachkraft Joana Stein reist gern und viel, bevorzugt Fernreisen nach Thailand, Australien oder Südamerika. Dafür benötigt sie viel Zeit am Stück. Joana Stein ist bei ihrem Pflegedienst vollzeitbeschäftigt. Sie muss im Jahr urlaubsbereinigt 250 Tage bzw. 1.750 Stunden arbeiten. Im Schnitt arbeitet sie 7 Stunden am Tag bei einer 5,5-Tage-Woche. Mit ihrem Arbeitgeber handelt sie aus, dass sie ihre 1.750 geschuldeten Jahresarbeitsstunden anders verteilen kann.

Wie kann ein solcher Handel zwischen dem Arbeitgeber und einem solchen Mitarbeiter wie Joana Stein aussehen – unter Berücksichtigung der Regeln des Arbeitszeitgesetzes?

Die werktägliche Arbeitszeit der Arbeitnehmer darf 8 Stunden nicht überschreiten. Sie kann auf bis zu 10 Stunden nur verlängert werden, wenn innerhalb von 6 Kalendermonaten oder innerhalb von 24 Wochen im Durchschnitt 8 Stunden werktäglich nicht überschritten werden. Zu den Werktagen zählt aber auch der Samstag. Das heißt konkret, dass Mitarbeiter pro Woche bis zu 60 Stunden arbeiten dürfen. Über einen Zeitraum von 6 Monaten aber muss sich wieder ein Durchschnitt von 48 Stunden/Woche bzw. 8 Stunden werktäglich ergeben.
Angenommen, der Mitarbeiter arbeitet einen Monat lang 10 Stunden täglich in einer 6-Tage-Woche: In 26 Tagen werden jeweils 10 Stunden abgeleistet, insgesamt also insgesamt 260 Stunden. Bei 168 geschuldeten Stunden entstehen 92 Überstunden, die dann in 92/7 = ca. 13 Tagen abgefeiert werden können. Mit freien Tagen, Wochenenden und Urlaubstagen kann der Mitarbeiter so ca. 3 Wochen zuhause bleiben. Auch das Arbeitszeitgesetz wird eingehalten, solange der Mitarbeiter in einem Zeitraum von 6 Monaten auf einen Durchschnitt von 8 Stunden werktäglich kommt.

Genau genommen kann ein Mitarbeiter 875 geschuldete Arbeitsstunden innerhalb von 4 Monaten leisten und dafür dann 2 Monate zuhause bleiben. Solange er nicht länger als 10 Stunden am Tag arbeitet, die Ruhezeit von 10 Stunden zwischen 2 Schichten einhält und 15 Sonntage im Jahr frei hat – im halben Jahr rechnerisch also 7–8 Sonntage.

Info

Wenn der Mitarbeiter dem Arbeitgeber jährlich urlaubsbereinigt 1.750 Stunden schuldet, so sind das im Monat knapp 146 Stunden, die er arbeiten muss.

3.4 Die Methode der »erweiterten Urlaubsbesprechung«

Nun besteht ein Pflegeteam natürlich nicht nur aus den bei den älteren Generationen (1955–ca. 1980) berüchtigten Mitgliedern der Generation Y und Z. Generell reicht die Altersspanne in der Regel von 18–65 Jahre. So hat jeder Mitarbeiter seine eigenen Präferenzen. Die einen arbeiten tendenziell lieber in geregelten Bahnen, wie wir es aus dem Schichtsystem kennen. Andere arbeiten lieber in »Sinuskurven«: Also eine Zeitlang voll am Limit, um dann wieder eine Weile (so gut wie) gar nichts zu machen. Gute Führung und gute Teams können eine solche Heterogenität abbilden. Immer unter der Voraussetzung, dass das Arbeitszeitgesetz eingehalten wird. Und das geht so:

1. Erstellen Sie einen Rahmendienst- und Tourenplan für ein komplettes Jahr.
2. Ermitteln Sie die voraussichtlich erforderliche Nettoarbeitszeit, um Patientenaufträge, Fahrt- und Rüstzeiten, Dokumentationszeiten, Teamsitzungen und sonstige indirekte Pflegetätigkeiten zu 100 Prozent abzudecken.
3. Teilen Sie die Summe durch 365,25 (schaltjahrbereinigt).

Jetzt steht fest, wie viele Nettostunden pro Tag benötigt werden. Hierzu ein Beispiel:

Beispiel **Jahresplanung mit Nettoarbeitsstunden**

Der Pflegedienst Sonnenschein rechnet für 2022 mit 34.770 Nettoarbeitsstunden, die abgedeckt werden müssen. Pro Tag sind das 95 Stunden. Umgerechnet 10 Frühtouren zu durchschnittlich 7 Stunden und 5 Spättouren zu durchschnittlich je 5 Stunden.

Benötigt werden also 15 Köpfe am Tag. Mit Teildiensten können viele Tage auch mit nur 10 Köpfen abgedeckt werden.

Zudem überlegt der Pflegedienst, die Touren etwas umzustellen, sodass es nur noch 8 reine Frühtouren gibt und sich 2 Touren in den Mittag und den Nachmittag verschieben – bis die Spättouren beginnen. So kann z. B. 12 Stunden gearbeitet werden (plus gesetzlich vorgeschriebenen Pausen).

Die Teildienste werden von den Mitarbeitern übernommen, die in kurzer Zeit viele Stunden zusammenbekommen wollen. Die vielen Stunden werden vor allem in den Sommermonaten abgeleistet, wo Eltern mit ihren schulpflichtigen Kindern Urlaub haben möchten.

Vom Prinzip her ist dieses Vorgehen nichts anderes als eine erweiterte Urlaubsbesprechung. Es geht hier darum, wer wann in welcher Arbeitsintensität anwesend sein möchte – und wann eben nicht. Neben der Einhaltung des Arbeitszeitgesetzes muss nur gewährleistet sein, dass die täglich benötigten Nettoarbeitsstunden abgedeckt sind – mit dem Personal, das vertraglich (SGB V!) dazu befugt ist, die vereinbarten Leistungen zu erbringen.

Fazit **Situationen annehmen und nicht beklagen**

Ein solches System klingt für Sie zu revolutionär? Tatsächlich gibt es bereits einzelne Pflegedienste, die sich über solche Systeme Gedanken machen. Wir können zwar stöhnen, was die jüngeren Generationen wollen – ändern können wir es aber nicht. Die Situation ist unter dem Gesichtspunkt des massiven Personalmangels ebenso.

Also brauchen wir Modelle, die solche Herausforderungen lösen. In dem o. g. Beispiel steckt übrigens ein wesentlicher Vorteil: Ein solches System bietet die reelle Chance, mehreren Eltern mit schulpflichtigen Kindern unter Ihrem Personal parallel die Sommerferien zu ermöglichen.

3.5 Sehen Sie sich als Coach und Trainer

Viele Pflegedienstleitungen berichten, dass sie doch recht häufig therapeutisch arbeiten müssen. Das hat unterschiedliche Ursachen, die zum einen wohl in gesellschaftlichen Entwicklungen ihre Ursache haben, aber auch persönlichen Lebensumständen der Mitarbeiter geschuldet sind.
Sehen wir der Wahrheit ins Gesicht: Viele Ihrer Kolleginnen und Kollegen haben unter ihren Mitarbeitern Pflegekräfte, die in finanziellen Nöten (Schulden, Insolvenzen) sind, die mit Drogenmissbrauch oder häuslicher Gewalt zu tun haben. Ganz abgesehen von so mancher berechtigten Sorge um die eigenen Kinder. Diese Probleme schleppen Ihre Mitarbeiter mit sich herum, ob sie wollen oder nicht. Und diese Probleme schwappen unweigerlich in das Arbeitsumfeld und werden irgendwann auch zu Ihrem Thema als Pflegedienstleitung.

Anders herum machen manche Mitarbeiter auch Probleme größer, als sie sind und haben kaum noch die Fähigkeit, auch mal unangenehme Dinge auszuhalten. Und so manche PDL lässt sich durchaus davon beeinflussen, dass sie die Situation einzelner Mitarbeiter bestens kennt.

So entsteht eine weitere Herausforderung an Ihre Kompetenz als PDL:
Sie müssen nämlich immer mehr Fähigkeiten eines Therapeuten oder Coaches entwickeln, um kritische Situationen im Sinne des Teams und des Gesamtsystems »Pflegeeinrichtung« zu lösen.

3.5.1 Reagieren Sie noch, oder agieren Sie schon?

Es ist sehr bequem, ein Opfer zu sein. Opfer sind schützenswert, verletzt, brauchen jemand, der sich um sie kümmert, stehen im Mittelpunkt des Interesses und – sind immer auf der Seite der Guten. Ihnen sind ganz schreckliche Dinge widerfahren, die »böse« Täter an ihnen verübt haben.

Täter sind nämlich immer »böse« und haben nur Schlechtes im Sinn – so die Bezeichnung der Schublade »Täter«. Deshalb wollen alle Opfer sein und keiner Täter. Opfer sind gut und Täter sind böse. Aber dieses Schubladendenken greift zu kurz: Denn wer handelt, übernimmt auch Verantwortung. Deshalb ist die Täterrolle nicht per se böse – und auch die Opferrolle nicht immer nur die Rolle des »Guten«. Diese weit verbreitete Haltung von »böser Täter – armes Opfer« hat in den letzten Jahren immer mehr dazu geführt, dass niemand mehr Verantwortung übernehmen will. Immer wenn es brenzlig wird, wird die Verantwortung schnell abgegeben. Diese seltsame Haltung zieht sich durch alle Gesellschaftsschichten und Hierarchieebenen.

Diese Haltung aber verfestigt ein hemmendes Verhaltensmuster: Es wird nur noch reagiert, aber nicht agiert. Eine Pflegedienstleitung, die sich so verhält, ist immer in der Reaktion auf etwas (Abwehr von Ungemach, Abnicken von unsinnigen Anweisungen) – aber niemals in der Aktion (Dinge gestalten, Risiken eingehen). Hierzu ein Beispiel:

Beispiel **»Hoffentlich tun die anderen etwas für uns!«**

Eine Pflegedienstleitung in einem ambulanten Pflegedienst berichtet im Gespräch darüber, dass die Krankenkassen immer so viele Verordnungen ablehnen. »Damit das besser wird, verzichten wir auf die eine oder andere Verrichtung - die dritte Medikamentengabe oder das Ausziehen von Kompressionsstrümpfen wird sowieso immer abgelehnt. Also machen wir das einfach so mit.«
Gleichzeitig schimpft die PDL auf ihren Geschäftsführer, der »ständig auf dem geringen SGB V-Umsatz herumreitet. Da kann ich doch nichts für!« Sie beklagt sich, dass »der Job immer schwerer wird. Alle wollen nur noch Geld und trampeln auf uns herum. Wir sind wirklich am Ende der Nahrungskette, das ist so schlimm. Zum Glück nimmt die Öffentlichkeit immer mehr wahr, wie schlecht es uns geht. Darüber bin ich froh.«

Diese Pflegedienstleitung reagiert nur noch auf die Aktionen (!) der anderen Akteure und setzt ihre Hoffnung in das Mitleid der Öffentlichkeit. Mit dieser Haltung manövriert sie sich immer weiter in die Defensive, verliert jede Gestaltungskraft.

So verständlich ich es finde, wenn sich PDL'er über ihren Job, die Rahmenbedingungen und die wilden Papierkriege beschweren – dadurch wird erstmal nichts besser! Sie haben auch genug vom reinen Abnicken? Immer nur auf das reagieren, was die anderen wollen, ist nicht Ihr Ding? Willkommen im Club! Agieren Sie und überlassen Sie mal den anderen das Reagieren. Damit tun Sie genau das, was eine Führungskraft als soziale Kernkompetenz mitbringen muss: Den Willen zur Tat, zur Entscheidung und auch zum Risiko. Und seien Sie versichert: Es gibt eine Menge Möglichkeiten! (▶ Tab. 6)

Tab. 6: Vom Reagieren zum Agieren

Reagieren	Agieren
Die Krankenkassen lehnen viele Verordnungen ab - die PDL lässt manche Leistungen daher ohne Abrechnung erbringen.	Die PDL baut ein Widerspruchswesen auf und geht in den Kampf mit den jeweiligen Sachbearbeiter. Nach kurzer Zeit haben die jeweiligen Sachbearbeiter begriffen, dass man dieser PDL kein X für ein U vormachen kann. Alle Verordnungen werden genehmigt - wie vom Arzt verordnet.
Der Geschäftsführer fordert eine Rendite von 10 Prozent ein. Die PDL lässt solche monatlichen Ansagen über sich ergehen und klagt nur hinter vorgehaltener Hand über die »geldgierigen Bosse«.	Die PDL fordert vom Geschäftsführer einen klaren Plan und v. a. entsprechende Ressourcen ein, um das Renditeziel zu erreichen. Erreicht die PDL das monatliche Ziel nicht, kann sie dem Geschäftsführer jedes Mal die Gründe dafür sachlich auflisten und hat bereits Vorschläge parat.
Die Mitarbeiter beklagen sich über die aus ihrer Sicht schlechte Bezahlung im Vergleich zu den lokalen Mitbewerbern und drohen mit Kündigung. Die PDL verweist auf die Unternehmensführung und beklagt ihre Machtlosigkeit.	Die PDL sucht das Gespräch mit dem Geschäftsführer und objektiviert die Aussagen der Mitarbeiter. Wenn die Gehälter nachweislich auf dem gleichen Niveau der Mitbewerber liegen, präsentiert sie die Zahlen auf der nächsten Dienstbesprechung. Wenn die Gehälter nachweislich deutlich unter dem Niveau der Mitbewerber liegen, zeigt die PDL dem Geschäftsführer ganz sachlich auf, was Personalabgänge für einen negativen Einfluss auf Umsatz und Gewinn des Pflegedienstes haben werden und fordert seine Entscheidung ein.
In der MDK-Prüfung reiben sich die Prüfer an Partikularformulierungen in der Pflegedokumentation. Die PDL erduldet das stundenlange Lamento der Prüfer und bricht danach angesichts »die fiesen Prüfer« in Tränen aus.	Die PDL kontert jede unklare/unberechtigte Forderung und Anmerkung der Prüfer mit der Frage: »Wo steht das?«, hat die Prüfanleitung sowie Fachliteratur bereit liegen und führt lückenlos Protokoll über die Prüfung. Sie macht den Prüfern sehr deutlich, dass sie das Protokoll an den zuständigen Landesverband der Pflegekassen sendet.

Reagieren	Agieren
Ein Mitarbeiter ist am Wochenende jeweils mit einer Spätdiensttour eingeteilt. Er bedrängt die PDL, »dass das an dem Wochenende nicht geht und er sowieso nur noch Frühdienst machen will«. Die PDL fügt sich, weil sie den gelben Schein fürchtet. Sie beklagt auf dem nächsten PDL-Treffen ihres Ortes, dass »die Mitarbeiter viel zu viel Macht haben.«	Die PDL verweist auf den Dienstplan und zeigt dem Kollegen, dass er am letzten Dienstwochenende bereits Frühdienst hatte. Zudem verweist sie auf seinen Arbeitsvertrag, der ausdrücklich Wechselschicht vorsieht und fragt den Mitarbeiter: »Warum unterschreiben Sie denn einen Arbeitsvertrag mit Wechselschicht, wenn Sie diese gar nicht ableisten wollen?« Zudem macht sie ihm unmissverständlich klar, dass im Betrieb die Regelung »Gelber Schein ab dem ersten Tag der Krankmeldung« gilt. Da daraufhin die Krankmeldung mitsamt gelben Schein am Freitag eintrudelt, macht die PDL zwei Dinge: erstens meldet sie bei der Krankenkasse des Mitarbeiters Zweifel an der Krankmeldung an und zweitens führt sie am Montag ein Krankenrückkehrgespräch mit dem Mitarbeiter.

Aus zwei Gründen scheuen sich viele Pflegedienstleitungen noch davor, zu agieren statt zu reagieren:

1. Zum einen befürchten sie, vom Team und der Unternehmensleitung nicht mehr gemocht zu werden,
2. zum anderen haben sie Angst vor negativen Reaktionen der Umwelt.

Die gefürchtetste Reaktion ist in der Tat der Gelbe Schein, den Mitarbeiter gern zur PDL-Sanktionierung einsetzen. Natürlich ist es anstrengend und nervig, auf die Schnelle offene Wochenenddienste zu besetzen. Es mag sogar in Zeiten des Personalmangels geradezu unverantwortlich sein, sich von solchen Mitarbeiten zu trennen. Mittelfristig aber merken die übrigen Kollegen, dass mit Ihnen als Pflegedienstleitung nicht zu spaßen ist und ändern ihr Verhalten. Obendrein dürfte der Großteil des Teams ohnehin denken: »Endlich ist die PDL konsequent und weist die entsprechenden Kollegen in die Schranken.« Denken Sie an die PDL, deren Team erwartete, sie müsse mal mit der Faust auf den Tisch hauen (▶ Kap. 2.5). Wenn Sie konsequent agieren, können Sie Ihr Team hinter sich versammeln, ernten Wertschätzung und Anerkennung. Von wegen, »best friends forever«...

3.5.2 Durchbrechen Sie verkrustete Denkmuster

Die Aussage »Das haben wir schon immer so gemacht«, dürfte eine der letzten Aussagen sein, bevor ein Insolvenzverwalter eingestellt werden muss. In unserer schnelllebigen Zeit ist ständig Offenheit im Kopf und im Denken gefragt, wenn Sie als Führungskraft weiter erfolgreich sein wollen und viele PDL'er sinnen ständig darüber nach, was sie verändern können (▶ Kap. 2). Siemüssen verkrustete Denkmuster aufbrechen, auch wenn das gar nicht so einfach ist. Aber wenn Sie sich wirklich dafür entscheiden, wird es Ihnen auch gelingen – und ja, der Weg ist dornenvoll...

Sie werden mehr als einmal den deutschesten aller Sätze hören: »Das geht alles nicht!« Den Satz hört aber jeder, der etwas Neues ausprobieren will. Im Grunde ist der Satz ein Beweis dafür, dass Sie offensichtlich wirklich eine neue Idee haben. Nehmen Sie ihn also eher als Kompliment!

Hinter dem Satz steht nämlich eine Flut von ganz anderen Sätzen: »Ich habe keine Lust« – »Fas ist mir zu anstrengend.« – »Ich will in meiner Komfortzone bleiben.« Mit dieser Einstellung aber lassen sich keine Veränderungen herbeiführen, die zu Verbesserungen führen. Und Verbesserungen zu erzielen, heißt etwas zu riskieren. So haben es schon die Zeichentrickfiguren Beavis & Butt-Head treffend gesagt: »No pain, no gain« – frei übersetzt »ohne Schmerzen kein Gewinn«. Genau diese Überzeugung müssen Sie in Ihre Pflegeeinrichtung tragen. Ihre Kolleginnen und Kollegen, die ich interviewt habe, haben diese Einstellung gewagt und sie haben Erfolge damit erzielt.

3.5.3 Kontern Sie mit Bedacht

Am anstrengendsten sind Kollegen und Vorgesetzten, die alles wollen, aber auf keinen Fall etwas investieren möchten. Hier die besten Beispiele aus drei Jahrzehnten Praxis mit entsprechenden Antworten, wie eine PDL solche »Wasch mich, aber mach mich nicht nass«-Typen knacken kann (▶ Tab. 7).

Tab. 7: Geschickt gekontert

Aussagen vom Typus »Wasch mich, aber mach mich nicht nass«	... und die besten Reaktionen einer PDL
Regionalleiter einer Hedge-Fonds-Altenheimkette: »Die 1.500 Überstunden müssen in drei Monaten abgebaut werden« (in der Einrichtung stehen nur 1.500 verplanbare Nettoarbeitsstunden im Monat zur Verfügung) – Vorgabe der Geschäftsführung: Wenn das nicht klappt, muss Personal abgebaut werden.«	»Dann helfen Sie mir genau jetzt, einen Plan aufzustellen, wie ich jeden Monat 1/3 weniger Stunden verplanen kann, ohne Engpässe im Dienstplan zu haben.« Die PDL lässt solange nicht locker, bis sie den Regionalleiter in die Enge getrieben hat. Ihr Ziel ist es, dem Vorgesetzten, der eine utopische Vorgabe macht, einen Lösungsvorschlag zu entlocken.

Aussagen vom Typus »Wasch mich, aber mach mich nicht nass«	... und die besten Reaktionen einer PDL
Pflegefachkraft, die seit Monaten zehn zu überarbeitende Pflegedokumentationen vor sich herschiebt und wöchentlich ein wahres Ausredenfeuerwerk abbrennt (»keine Zeit«, »kann ich nicht«, »habe ich anders gelernt«, »es kam was dazwischen«).	»Sagen Sie mir doch einmal konkret, was Sie an der Umsetzung der Anweisung hindert« (Anmerkung: Hier muss die PDL darauf hinwirken, dass der Mitarbeiter ganz konkret benennt, was ihm fehlt und was er benötigt. Ziel ist es, den Mitarbeiter schon an dieser Stelle festzunageln). Wenn die PDL dann die Punkte des Mitarbeiters notiert hat, legt sie gemeinsam mit dem Mitarbeiter die Maßnahmen fest. Beispiel: Der Mitarbeiter sagt, er habe keine Zeit. Dann vereinbart die PDL mit dem Mitarbeiter entsprechende Zeit auf dem Dienstplan und setzt die Zeit für die Pflegedokumentation als Einsatz in den Tourenplan für den Mitarbeiter fest. Ziel für die PDL ist es, alle Ausredewege zuzustellen, bis der Mitarbeiter Farbe bekennt: Entweder setzt er ihre Anweisung um oder er gibt zu, dass er in keinster Weise in der Lage ist, den dokumentierten Pflegeprozess entsprechend abzubilden. Im letzteren Fall kann die PDL dann mit dem Kollegen ein mehrschrittiges Anleitungskonzept aufsetzen. So verliert sie nicht ihr Gesicht und geht gleichzeitig respektvoll mit dem Kollegen um.
Mitarbeiter mit Vollzeitstelle im Pflegedienst: »Ich kann nicht sieben Stunden Tour fahren, das ist zu anstrengend. Ich brauche aber eine Vollzeitstelle. Ich könnte ja für ein paar Stunden mit ins Büro.« In Wahrheit ist der Mitarbeiter nicht einmal in der Lage, akute Ereignisse bei Patienten für andere Kollegen im Pflegebericht abzubilden.	Mitarbeiter mit dieser Einstellung sind kaum noch über Vernunft zu erreichen. Der Satz: »Ihre volle Stelle muss auch refinanziert werden«, wird (bewusst) nicht verstanden. Ein geplanter Einsatz auf entsprechend langen Touren wird mit gelben Scheinen beantwortet. Also hilft nur noch die emotionale Schiene: So kann die PDL diesem Mitarbeiter Bürozeit zugestehen und unangenehme Aufgaben vergeben: Zum Beispiel die Dienstbesetzung für die nächsten beiden Wochenenden zu regeln sowie die letzten fünf abgelehnten Verordnungen in Genehmigungen umwandeln. Der Mitarbeiter wird sich dabei ziemlich schnell unwohl fühlen, weil er sich auf ganz fremden Terrain bewegt und daher sehr unsicher sein dürfte. Wer aber sehr unsicher in einer ungewohnten Umgebung ist, bekommt Heimweh nach seiner Komfortzone. Die PDL kann also mit dieser Vorgehensweise das Gefühl von »Heimweh« befeuern. »Heimweh« bedeutet hier der starke Wunsch zur Rückkehr in die gewohnte Tourenstruktur.

Die wenigsten Menschen bringen die Kraft auf, sich auch in der Realität aus ihrer Komfortzone hinauszubewegen. Denn das tut weh, ist anstrengend und vor allem manchmal selbstentlarvend. Genau diesen Typus Mensch erleben Sie als PDL nur allzu oft in Ihrem Arbeitsalltag.

Nun geht es nicht darum, den in der Komfortzone vor sich hin träumenden Mitarbeiter gnadenlos vorzuführen. Gerade das letzte Beispiel in der Tabelle 7 soll vielmehr dazu motivieren, dem Mitarbeiter zu vermitteln: »Es ist ok, dass du in deiner Komfortzone bleiben möchtest. Verbiege dich nicht, um sie zu verlassen – sondern verlasse sie nur, wenn du wirklich die Kraft und den Willen dazu hast.« Diese Akzeptanz der individuellen Grenzen einem Mitarbeiter gegenüber erzeugt möglicherweise auch Respekt beim Gegenüber.
Unbestritten muss der eine oder andere Kollege etwas unsanft darauf aufmerksam gemacht werden, dass gerade für ihn seine Komfortzone gar nicht so übel ist. Wenn das aber gelingt, haben Sie möglicherweise einen Konfliktherd entschärft.

3.5.4 Verwandeln Sie Schwächen in Stärken

Auch als Pflegedienstleitung können Sie nicht alles zu 100 Prozent liefern, was von Ihnen verlangt wird. Die nachstehende Grafik (▸ Abb. 2) zeigt Ihnen einen Soll-Ist-Vergleich zwischen dem von vielen Inhabern, Vorständen und Geschäftsführern gewollten Fähigkeitsprofil und einem modellhaften Ist-Profil einer erfahrenen und fähigen PDL. Aufgezeigt sind die Bereiche

Fachlichkeit

- Pflegepraxis
- Qualitätsmanagement
- MDK-Anforderungen
- Pflegeprozessdokumentation
- Nationale Expertenstandards
- Pflegerisches Risikomanagement

Personalmanagement

- Personalführung
- Personalentwicklung
- wirtschaftliche Einsatzplanung

BWL

- Kenntnis Vergütungssystem
- Erlösplanung

Recht

- Kenntnisse im Arbeitsrecht
- Kenntnisse im Haftungsrecht
- Kenntnisse im Leistungsrecht
- Kenntnisse im Vertragsrecht

Persönliche Eigenschaften
- Fachliche Weiterentwicklung
- Selbstreflexion

3

Der höchste Wert ist 5 (sehr stark ausgeprägt), der geringste Wert 0 (nicht vorhanden).

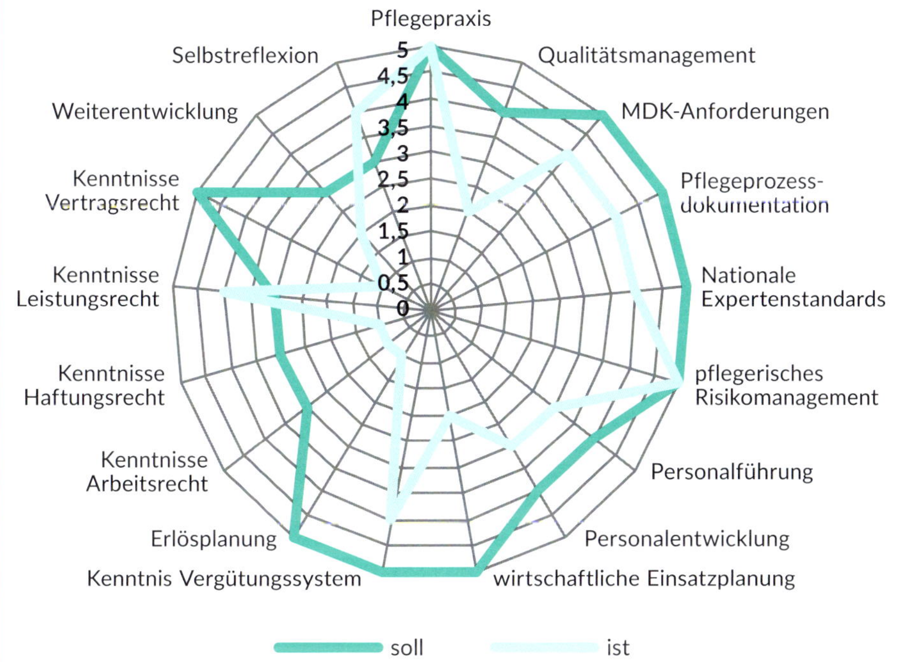

Abb. 2: Soll-/Ist-Vergleich eines Fähigkeitsprofils einer PDL.

Auffallend ist, dass das Fähigkeitsprofil der klassischen Pflegedienstleitung vor allem bei den pflegefachlichen Themen am höchsten ausgeprägt ist. Gerade bei erfahrenen Pflegedienstleitungen ist das wenig überraschend: Diese haben sich immer aus der direkten Pflege hochgearbeitet und springen im Notfall selber ein, um Touren zu fahren oder Dienste zu übernehmen. Das führt neben einem reichhaltigen praktischen Erfahrungsschatz auch zu einer entsprechend hohen Fähigkeit in allen pflegerelevanten Bereichen.

Weniger ausgeprägt sind hingegen die Fähigkeiten in BWL und Recht. Zum einen, weil diese Fähigkeiten erst in den letzten Jahren so richtig an Bedeutung gewonnen haben, und zum anderen weil diese Fähigkeiten in alten PDL-Kursen nicht hinreichend gefördert und aufgebaut wurden.

Bei jüngeren Pflegedienstleitungen mit einem Hochschulabschluss kann es durchaus umgekehrt sein. BWL und Recht sind Themen aus dem Studium – eine umfangreiche praktische Erfahrung hingegen konnte natürlich von den jüngeren Kollegen noch nicht gesammelt werden.

Machen Sie doch selbst einmal ein solches Fähigkeitsprofil! Natürlich schmerzt es, wenn Sie sich offenkundige Wissenslücken eingestehen müssen. Aber allein der Mut dazu deutet schon auf eine starke Persönlichkeit! Und dieser Mut zahlt sich aus. Wer nämlich seine Schwächen kennt, ist weniger angreifbar, wie das nachstehende Beispiel zeigt:

Beispiel **Wie aus Schwächen Stärken werden**

Die langjährige PDL Christiane Krämer arbeitet seit 18 Jahren im privaten, inhabergeführten Pflegedienst »Schwarze Rose«. Sie ist bei ihren Mitarbeitern anerkannt, fachlich macht ihr keiner etwas vor. Schwächen hat sie allerdings bei der wirtschaftlichen Einsatzplanung von Neuaufnahmen. Auch die Touren plant sie öfter nach Patientenwunsch statt nach wirtschaftlichen Erfordernissen. Das war bislang nicht so problematisch, weil das Inhaberehepaar im Notfall helfend zur Seite stand. Christiane Krämer weiß auch um ihre Schwäche und bittet frühzeitig um Hilfe.
Vor sechs Monaten hat das Inhaber-Ehepaar den Pflegedienst aber verkauft und sich aus dem Geschäft komplett zurückgezogen. Der neue Inhaber ist die investorenfinanzierte Altenhilfekette Ca$h for Care. Die Renditeerwartung liegt bei 16 Prozent.
Der smarte 28-jährige Regionalleiter greift bei seinen quartalsweisen Besuchen im Pflegedienst Christiane Krämer immer wieder an ihrem wunden Punkt an. Die erfahrene Christiane Krämer aber hat keine Angst vor dem Regionalleiter, weil sie genau um ihre Schwäche weiß – und auch schon eine Strategie hat, wie sie diese Schwäche bald in eine Stärke umwandeln kann. Sie weiß auch genau, dass der Regionalleiter auf eine erfahrene PDL mit einem guten Stand bei den Mitarbeitern angewiesen ist.

Das Beispiel soll zeigen, wie Ihnen Ehrlichkeit zu sich selbst viel Druck von den Schultern nehmen kann. Wenn Sie das beherrschen, können Sie umgekehrt auch Ihre Stärken realistisch einschätzen und sich dieser in kritischen Situationen bedienen.

Hilfreich ist es, sich seine Schwächen zu notieren und dazu ein Ziel zu formulieren. Deklinieren wir das doch mal in Anlehnung an das Beispiel von Christiane Krämer durch (▸ Tab. 8).

Tab. 8: Umwandlung von Schwächen in Stärken – Zielfindung

Identifizierte Schwäche	Ziel
Tourenplanung gelingt selten wirtschaftlich, Patientenwohl wird zu sehr in den Vordergrund gerückt.	Alle Touren weisen ein Plus auf. (Hinweis: wohl alle Pflegedienst-Programme haben bei der Tourenplanung die Option, über/unter jeder Tour den Erlös, die Kosten und den Saldo einer jeder Tour auszuweisen.)
Bei Neuaufnahmen ist unklar, ob der Einsatz wirtschaftlich geplant ist oder nicht	Die PDL kennt den Vollkostensatz, der auf jeden Fall bei einem Einsatz wieder eingespielt werden muss. Somit weiß sie vor jedem Erstgespräch, welcher Erlös in welcher Zeit erzielt werden muss.
Die PDL tut sich schwer mit abgelehnten SGB V-Verordnungen und ist sehr unsicher, wie sie mit den jeweils neuesten Tricks der Krankenkassen-Sachbearbeitern umgehen soll.	Jede Verordnung wird wie vom Arzt verordnet genehmigt.
Die PDL hat keinen richtigen Überblick, wie Überstunden entstehen.	Es liegt ein Genehmigungsverfahren für Überstunden vor. Kein Mitarbeiter hat mehr als 10 Prozent Überstunden bezogen auf seine monatliche Netto-Arbeitszeit (z. B. maximal 14 Stunden bei 140 Stunden Netto-Arbeitszeit).

Wenn sich die Pflegedienstleitung ein klares Ziel setzt, sodass aus einer ehemaligen Schwäche eine künftige Stärke wird, hat sie es auch leichter, sich entsprechende Hilfe und Begleitung zu suchen.

Der Fort- und Weiterbildungsmarkt ist mittlerweile so reichhaltig mit Angeboten gefüllt, dass jede PDL ein für sich passendes Angebot findet. Wenn es Probleme bei der Finanzierung gibt, lassen sich solche Schwierigkeiten mit Hilfe von Fördermitteln lösen.

Tipp

In jedem Bundesland gibt es Fördermittel für Fort- und Weiterbildung. Gezielte Beratung bekommen Pflegedienstleitungen bei Bildungsträgern. Für Budgetverantwortliche in Pflegeeinrichtungen empfehle ich den Link www.foerderdatenbank.de. Dort gibt es für Unternehmen bundeslandspezifische Förderprogramme zur Personalentwicklung.

3.5.5 Prioritätensetzung als Angstkiller

Das nachstehende Beispiel zeigt einen typischen Freitag einer PDL in einem ambulanten Pflegedienst:

Beispiel **Wenn es mal richtig dicke kommt...**

Der Pflegedienstleiter Jochen Abel vom Pflegedienst an der Castroper Straße hat heute alle Hände voll zu tun. Auf dem Tisch liegen drei abgelehnte Verordnungen mit einem Gesamtumsatzwert von 2.800 Euro im Monat, für das sonnige Wochenende liegen vier Krankmeldungen vor, sodass auch zwei Spät- und zwei Teildienste offen sind.
Und dann steht noch Mitarbeiterin tränenüberströmt im Türrahmen und muss »unbedingt mit der PDL sprechen, es ist ganz dringend«.
Zudem klingelt ständig das Telefon, zu allem Überfluss hat die Verwaltungskraft heute frei. Ferner liegen noch vier Dokumentationsvisiten auf dem Tisch, die dringend fertig werden müssen. Aus Erfahrung weiß Abel, dass zu dieser Jahreszeit die nächste MDK-Prüfung nur noch wenige Tage entfernt liegt.

Auf den ersten Blick kann so ein Szenario erschlagend wirken, weil alle Tätigkeiten und Vorkommnisse vordergründig nach einer sofortigen Lösung schreien. Tatsächlich aber lässt sich auch ein solches Szenario ordnen, damit sich die Aufgaben nacheinander systematisch abarbeiten lassen.

Vielleicht kennen Sie schon die Vier-Felder-Matrix zur Prioritätensetzung oder aber auch eine schnelle Risikobewertung: »Was passiert, wenn ich Tätigkeit X nicht sofort erledige?«

Kommen wir zur ersten Methode, der Vier-Felder-Matrix: Diese hilft Ihnen, anstehende Tätigkeiten nach Priorität zu ordnen, indem der Aufwand dem Effekt gegenüber gestellt wird (▶ Abb. 3). Sie können jede vor anstehende Tätigkeit nach dieser Logik einschätzen und sich daraus eine Prioritätenliste erstellen. Selbstverständlich haben die Tätigkeiten mit geringem Aufwand, aber hohem Effekt die höchste Priorität!

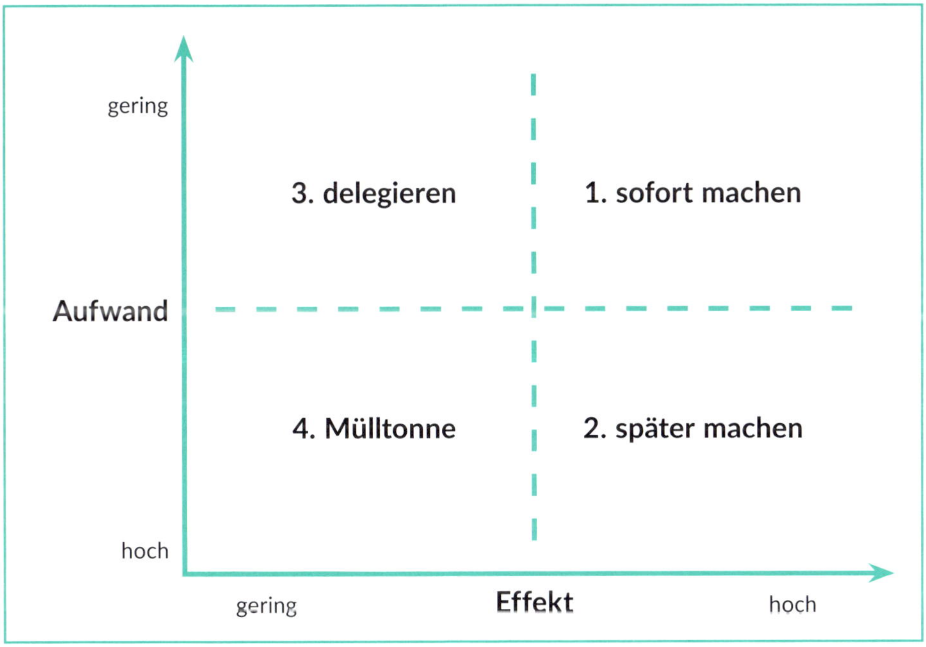

Abb. 3: Die Vier-Felder-Matrix.

Eine andere Möglichkeit ist es, wie bei der Risikobewertung (▸ Tab. 9) vorzugehen. Stellen Sie sich die Frage, welche Tätigkeiten am ehesten großen Schaden anrichten. Diese stehen dann natürlich ganz oben auf Ihrer Prioritätenliste. Gehen wir noch einmal zurück zu dem Fallbeispiel im Pflegedienst an der Castroper Straße. Zur Erläuterung die Skala:

3 – hoch
2 – eher hoch
1 – eher niedrig
0 – kaum oder kein

Tab. 9: Priorisierung nach Risiken

Tätigkeit	Risiko, wenn Tätigkeit nicht ausgeführt wird	EW*	Höhe Schaden	Summe	Rang
Offene Dienste abdecken	Patienten können nicht versorgt werden – Vertragsverstoß und Haftungsrisiko!	3	3	6	1
Um Mitarbeiterin kümmern	Möglicherweise dramatischer Vorfall ignoriert, der in der Folge zu größerem Schaden führt.	3	2	5	2

Tätigkeit	Risiko, wenn Tätigkeit nicht ausgeführt wird	EW*	Höhe Schaden	Summe	Rang
Telefon bedienen	Es können äußerst wichtige Informationen entgehen, vertragliche Pflicht zur ständigen Erreichbarkeit nicht erfüllt.	2	2	4	3
Dokumentationsvisiten bearbeiten	Mängel in der MDK-Prüfung	2	1	3	4
Abgelehnte Verordnungen	Einnahmeverlust, wenn nicht heute sofort reagiert wird.	1	1	2	5

* Eintrittswahrscheinlichkeit

Die hier angegebenen Werte sind natürlich nur Beispiele. Jede PDL wird ihre eigenen Grundlagen zur Risikobewertung haben und hier anwenden.

Info

Das Setzen von Prioritäten hilft immer, wenn Ihnen die Arbeit scheinbar über den Kopf wächst. Lehnen Sie sich lieber einmal fünf Minuten zurück, atmen Sie durch und stellen Sie dann in Ruhe Ihre Prioritätenliste auf.

Diese Systematik und Struktur spart Zeit, führt zu wesentlich besseren Arbeitsergebnissen, sorgt für Ruhe und nimmt Ihnen die Angst sowie die Anspannung.

3.5.6 Arbeiten Sie mit nachhaltigen Verhaltensänderungen

Im Folgenden geht es mir darum, dass Sie mit kleinen Verhaltensänderungen bei Ihren Mitarbeitern nachhaltige und spürbare (positive) Veränderungen zu erreichen. Das hilft Ihnen bei der Planung von Maßnahmen, wirkt aber auch positiv auf Sie und Ihre gesamte Einrichtung/Ihren Dienst zurück.

Tipp

Der Ansatz der Verhaltensänderung kann Ihnen auch den Handlungsdruck nehmen, aus manchmal aussichtsloser Situation dennoch den großen Wurf machen zu wollen.

Oft verzweifelt so manche Pflegedienstleitung – vor allem diejenigen, die einen Pflegedienst schon seit Jahrzehnten führen oder ebenso lange in einer stationären Einrichtung arbeiten. Alles wird schwieriger – die Bürokratie, der Kampf mit den Kassen, die Verknappung der Gewinne und vor allem die Personalmisere. Gerade letztere lässt eine zielgerichtete Führung des Personals und eine strategische Arbeit kaum mehr zu. Aber tatsächlich können Sie dennoch mit kleinen Richtungsänderungen viel bewirken. Die folgende Grafik (▸ Abb. 4) soll das verdeutlichen: Achten Sie auf die durchgezogene Linie. Wenn diese nur marginal um 1 Grad bewegt wird, ist zu erkennen, welches Delta im Verlauf der geraden und der gestrichelten Linie entsteht. Und genau darum geht es: Schon eine kleine Verhaltensänderung kann auf mittelfristige Sicht sehr viel bewirken – je länger die Zeit verstreicht, umso mehr!

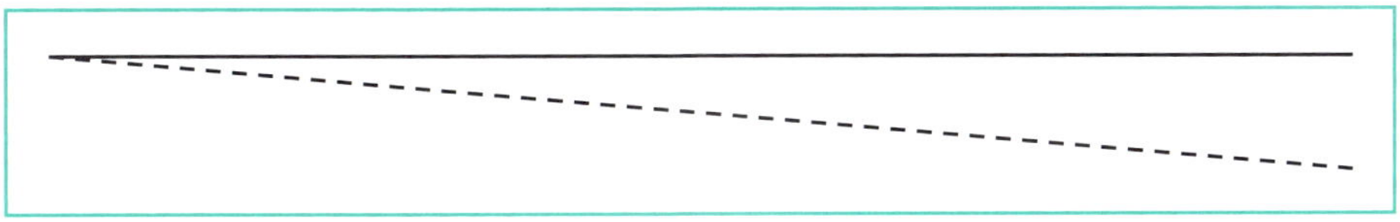

Abb. 4: Das Delta zwischen »Ist« und »Möglich«.

Was wollen Sie verändern?

In der nachstehenden Tabelle (▸ Tab. 10) sind Situationen aufgelistet, die zur Gesamtmisere führen können. Der eine oder andere Fall dürfte Ihnen bekannt vorkommen. Die Tabelle ist hilfreich, um für sich selber zu verdeutlichen, in welcher Situation Sie sich derzeit befinden und was Ihnen Sorge bereitet.

Tab. 10: In welcher Situation befinden Sie sich?

Situation	Effekt
Unbeliebter Dienst wird verteilt.	Krankmeldung
Unbeliebte Aufgaben (Pflegeprozessdokumentation) werden eingefordert.	Aussitzen, Krankmeldung
Viele offene Touren erfordern Aufbau von Überstunden.	• Mitarbeiter erschöpft, unzufrieden • »Notfallmodus« verhindert strategisches Arbeiten
Pflegevisiten stauen sich. Sie machen deshalb 20 Pflegevisiten auf einmal – ohne aber die Mängel zu definieren, geschweige denn die richtigen Aufgaben an die Mitarbeiter zu delegieren.	• Höherstufungspotenziale liegen brach. • Blindleistungen steigen an. • Dokumentationsmängel potenzieren sich. • All das führt zu Unzufriedenheit bei Ihnen, die sich auf die Mitarbeiter überträgt.

Mit kleinen Maßnahmen können Sie hier nachhaltige Verhaltensänderungen herbeiführen. Damit dies in der Praxis auch gelingt, sollten Sie die Verhaltensänderungen gemeinsam mit Ihrem Team festlegen. So besteht zum einen Konsens und zum anderen auch eine moralische Verpflichtung bzw. ein sozialer Druck für alle Kollegen, diese Regeln auch zu leben (▶ Tab. 11).

Tab. 11: Wie Sie kritische Situationen durch Verhaltensveränderungen auflösen.

Situation	Verhaltensänderung
Unbeliebter Dienst wird verteilt	Sie definieren im Team, welche Dienste als besonders unbeliebt wahrgenommen werden (z. B. Spätdienst am Samstag, Sonn- und Feiertagen; Teildienst) und ermitteln gemeinsam mit Ihren Kollegen einen Verteilungsschlüssel, damit diese Dienste gleichmäßig verteilt sind.
Unbeliebte Aufgaben (Pflegeprozessdokumentation) werden eingefordert	Sie legen mit Ihren Mitarbeitern einen entsprechenden »Einsatz« fest, der als solcher in der Tourenplanung mitarbeiterbezogen verankert wird. So kann nach Ende der Außentour noch der Einsatz 11:30–13:30 Uhr »Pflegeprozessplanung erstellen/überarbeiten« im Tourenplan stehen. Sie informieren das Team darüber, dass der Tourenplan eine Arbeitsanweisung ist und entsprechende arbeitsrechtliche Relevanz hat.
Viele offene Touren erfordern Aufbau von Überstunden	Sie legen gemeinsam mit dem Team eine Überstundenbremse fest. So darf eine Vollzeitkraft nur 40 Überstunden haben, Teilzeitkräfte entsprechend anteilig. Zudem sollten Sie sich verpflichten, eingesprungene Dienste entweder sofort mit der nächsten Abrechnung zu vergüten oder aber binnen 10 Tagen den Freizeitausgleich zu gewährleisten. Alternativ – wenn im wahrscheinlichen Falle keine Budgetverantwortung gelebt werden darf – müssen Sie versuchen, auf den Träger entsprechend einzuwirken. Gelingt das nicht, so müssen Sie sich auf die Option »Freizeitausgleich« beschränken.
Pflegevisiten stauen sich	Schildern Sie Ihren Mitarbeitern ehrlich den daraus resultierenden Druck. Sie können vorschlagen, dass zunächst nur eine Visite pro Woche durchgeführt wird – dafür erwarten Sie aber, dass die von Ihnen delegierten Mängel auch abgearbeitet werden. Vereinbaren Sie mit Ihrem Team, dass diese Zeiten als Einsatz auf dem jeweiligen Tourenplan hinterlegt werden. So arbeiten Sie zwar wenig ab – dafür aber ordentlich und zu 100 Prozent.

Die Ballung der in der linken Spalte beschriebenen Situationen führen verständlicherweise bei Pflegedienstleitungen oft zur Verzweiflung. Es genügt aber, wenn Sie sich lediglich eine Situation herausgreifen und entsprechend der Vorschläge in der rechten Spalte eine Maßnahme ergreifen.

Schon allein diese Verhaltensänderung bei Ihnen und den Mitarbeitern bewirkt einen enormen Zuwachs an Arbeitszufriedenheit auf beiden Seiten. Mal ganz abgesehen von dem gemeinsamen Erfolgserlebnis!

Akzeptieren Sie den Ist-Zustand

Die Rahmenbedingungen sind, wie sie sind. Weder Sie noch Jesus, Allah oder der Fußballgott können den Ist-Zustand ändern. Die Akzeptanz eines Zustandes, den Sie akut nicht ändern können, ist aber der erste Schritt zur Heilung. Wenn Sie das schaffen, bekommen Sie auch Ruhe im Kopf:

- Sie hören auf zu grübeln.
- Sie hören damit auf, sinnbildlich innerlich mit dem Kopf immer wieder gegen die Wand (»Ist-Situation«) zu rennen.
- Sie werden nach und nach ruhiger und bekommen so einen klaren Kopf für die täglichen Aufgaben.

Tipp

Sprechen Sie doch einmal mit Menschen, denen z. B. eine Extremität fehlt bzw. die diese verloren haben. Sie werden wahrscheinlich sehr oft folgende Antwort hören: »Ich habe gelernt, mit dieser Einschränkung zu leben. Sie ist nun ein Teil von mir und mir fehlt nichts mehr.«

Wenn Sie diese Aussage in Herz und Bauch nachfühlen können, werden Sie auch den betrieblichen Ist-Zustand besser akzeptieren und betreiben so auch ein Stück weit Selbstpflege. Ihre neu gewonnene Gelassenheit überträgt sich auch auf Ihre Mitarbeiter.

Diese mentale Arbeit ist ein kleiner Schritt, der aber nachhaltig Großes bewirkt. Denn das eigentliche Geheimnis dieser Methode der kleinen Schritte ist die Kontinuität. Sie sollen lediglich eine Sache machen – aber diese dann auch zu 100 Prozent! Dann merken Sie, dass kleine Schritte irgendwann auch den Berg hochführen, weil Sie nämlich dranbleiben. Sie müssen nicht auf Anhieb den großen Wurf schaffen, eine kleine Korrektur reicht oft schon aus.

3.5.7 Wenden Sie die Erfolgskommunikation an

Wenn wir ehrlich sind, wird gerade in unserer Branche viel geklagt und gejammert. Das mag zum Teil berechtigt sein und ist zum Teil auch Jammern auf hohem Niveau, wenn wir uns mal etwas weiter aus der Wohlfühloase Westeuropa hinauswagen. Grundsätzlich geht es darum, aus der Negativspirale herauszukommen, die sich oft manifestiert. Personalmangel, Einspringen, unangenehme Patienten, Angehörige und zu allem Überfluss auch noch der MDK. Genug Punkte also, um sich oft zu ärgern. Das aber muss nicht sein.

Es ist sogar viel besser, eigene Erfolge zu identifizieren und diese auch wahrzunehmen! Gerade Sie brauchen als PDL brauchen diese Haltung, weil Sie Vorbild für das Team sein und glaubhaft die Werte aus Ihrem Leitbild vorleben und ausstrahlen sollten. Es geht nicht darum, dass Sie sich die Dinge schön reden. Es geht vielmehr darum, das Selbstvertrauen und auch das Selbstwertgefühl Ihres gesamten Teams und der einzelnen Mitarbeiter in einer realistischen Art und Weise zu stärken.

Denn in schweren Zeiten wie diesen ist man oft geneigt, nur noch Probleme zu wälzen und sich im Negativsumpf zu suhlen. Doch das zieht Sie und Ihre Mitarbeiter nur noch weiter herunter. Viel besser ist es, wenn alle gemeinsam den Negativ-Kreislauf durchbrechen. Das gelingt z. B. mit der Methode der »Erfolgskommunikation«, die Sie recht einfach im Arbeitsalltag etablieren können.

Ändern Sie die Strukturen

Erfolgskommunikation ist am besten zu etablieren, wenn alle Kollegen erreicht werden. Das passiert automatisch in den regelmäßig stattfindenden Teamsitzungen, wo in der Regel das gesamte Team anwesend ist. So können Sie in die Agenda der Teamsitzung einen ganz neuen Punkt einbauen. Dieser lautet z. B.:

> TOP 1: »Jeder Mitarbeiter berichtet von seinen drei wichtigsten Erfolgen der letzten Woche«.

Lassen Sie jeden Mitarbeiter drei Erfolge aufzählen. Der jeweilige Mitarbeiter behält solange das Wort, bis er drei Erfolge formuliert hat. In der praktischen Anwendung werden Sie ein verblüffendes Phänomen feststellen: Es fällt uns oft außerordentlich schwer, über Erfolge zu berichten. Anders ausgedrückt: Wir betrachten Erfolge oft als Selbstverständlichkeiten angesehen. Hierzu ein Beispiel:

Beispiel **Eigentlich alles Selbstverständlichkeiten**

In einer Schulung für Führungskräfte im Rahmen des Projektes »Verbesserung der Arbeitsbedingungen in der Pflege« (2019), das der Pflegebevollmächtigte der Bundesregierung in Auftrag gab, sollten die Teilnehmer ihre jeweils drei größten Erfolge der letzten zehn Jahre auf Karten schreiben. Die Ergebnisse sollten dann an eine Metaplan-Wand geheftet werden. Schon das Ausfüllen der Moderationskarten (je Karte ein Erfolg) bereitete den Führungskräften erhebliche Schwierigkeiten.
Das Ergebnis an der Metaplan-Wand war dann aber beeindruckend: Es wurden u. a. etliche neue Häuser gebaut, Fachweiterbildungen und Hochschulabschlüsse erreicht, Pflegeeinrichtungen eingerichtet, neue Angebote geschaffen und etabliert, Kinder großgezogen. Die Gruppe schaute zum Schluss doch recht beeindruckt auf die Wand. Und natürlich fiel der berühmte Satz: »Das sind doch alles Selbstverständlichkeiten«.

Es ist aber nicht selbstverständlich, z. B. neben einem Vollzeit-Job und der Kindererziehung auch noch eine Fachweiterbildung oder gar ein Fernstudium erfolgreich abzuschließen. Das ist vielmehr eine beeindruckende Lebensleistung. Es ist auch nicht selbstverständlich, sich als PDL Tag für Tag durch einen Alltag kämpfen zu müssen, wie wir es im Beispiel gesehen haben (▸ Kap. 3.5.4). Diese Liste ließe sich beliebig fortführen.

Wenn Sie diese Haltung verinnerlichen, dass viele Erfolge eben nicht »selbstverständlich« sind, können Sie auch die Haltung Ihrer Mitarbeiter beeinflussen und nachhaltig für mehr Selbstvertrauen in Ihrem eigenen Team sorgen.

So etablieren Sie Erfolgskommunikation

Damit die Mitarbeiter wissen, was genau Sie mit »Erfolgskommunikation« meinen, beginnen Sie mit Ihren Erfolgen. Ihre drei größten Erfolge könnten sein:

- Sie haben drei abgelehnte Verordnungen zu genehmigten Verordnungen gedreht und damit dem Pflegedienst einen Mehrumsatz von 2.500 Euro im Monat beschert.
- Weil Sie als PDL einen berüchtigten Einstufungsgutachters begleiteten, konnte Sie für einen Patienten (vormals Pflegegrad 3) den Pflegegrad 4 herausholen, wie der Bescheid der Pflegekasse vorgestern auswies.
- Sie haben nach langem Hin und Her den Inhaber davon überzeugt, einem übergriffigen und aggressiven Patienten endlich zu kündigen.

Damit Sie in der Runde schnelle Effekte erzielen, sollten Sie anschließend Ihren selbstbewusstesten Mitarbeiter zu Wort kommen lassen. Und der berichtet dann vielleicht Folgendes:

- »Ich habe bei Frau Schulze-Vogelhals erkannt, dass sie ihre Medikamente nicht mehr selber nehmen kann. Jetzt hat sie eine Verordnung. Das bringt uns 32 Euro am Tag.«
- »Der MDK-Gutachter hat mich für meine ausführliche Pflegedokumentation bei Herrn Lehmann gelobt.«
- »Aufgrund meiner Intervention hat Dr. Mabuse bei Frau Rattenhuber nun das Tavor erhöht. Seit zwei Tagen können wir deshalb die Pflege viel besser und gründlicher durchführen.«

Idealerweise merkt nun auch das Team, wie Erfolgskommunikation funktionieren kann. Jetzt merkt auch der Rest der Runde, wie Erfolgskommunikation funktionieren kann:

- »Der Chef hat mich für meine Pflegeplanungen bei Herrn Knollenberger-Klein und Frau Ottenhöller gelobt.«
- »Ich habe die Tour 3 viermal pünktlich geschafft.«
- »Frau Schulzke ließ sich nach fünf Tagen mal wieder richtig waschen.«
- »Herr Wimmer hat meine Beratung hinsichtlich fester Hausschuhe angenommen.«
- »Die Tochter von Herrn Sichelkötter führt nun immer ein Trinkprotokoll und sagt mir täglich die Werte.«
- »Seit ein paar Tagen kann ich die Tour 2 sicher fahren.«

All das sind Aspekte, die Mitarbeiter gern als selbstverständlich ansehen. Im Sinne der Stellenbeschreibung mag das ja auch so sein. Allerdings wissen wir alle, welche Hindernisse es (vor allem in der ambulanten Pflege) gibt. Insofern ist jeder hier aufgeführte Punkt ein Erfolg, auf den Ihre Mitarbeiter stolz sein können. Vielleicht stellt sich schon beim Lesen ein gutes Gefühl bei Ihnen ein: Diese Seite ist voller Erfolgsmeldungen!

Info

Sie müssen allerdings die Erfolgskommunikation in den Teamsitzungen so steuern, dass es keine Selbstbeweihräucherungssitzungen werden und es nicht zum Schönreden unbequemer Fakten kommt. Bleiben Sie realistisch. Es geht darum, diese Besprechungen dafür zu nutzen, dass ein gutes Gemeinschaftsgefühl entsteht, ein Bewusstsein für den Wert der eigenen Arbeit und des eigenen Wirkens.

Dokumentieren Sie Erfolge

Eine der nervigsten Floskeln, die eine PDL von ihren Mitarbeitern im Zusammenhang mit der Pflegeprozessdokumentation oft hört, ist der Satz: »Wer schreibt, der bleibt.« In unserem Zusammenhang aber taugt die Floskel tatsächlich einmal etwas.

3

Wenn Sie in den Teamsitzungen die Erfolgsmeldungen eingeführt haben, dann sollten Sie die Erfolge auch in jedem Gesprächsprotokoll schriftlich festhalten. Davon können Sie profitieren, wenn Sie in einer Teamsitzung gelegentlich mal die letzten sechs, sieben Protokolle vorlesen. Das wird eine einzige Erfolgsgeschichte! Das hilft vor allem dann, wenn Ihr Team mal eine schlechte Phase hat, was naturgemäß immer mal vorkommen kann.

Eine Abwandlung der Erfolgskommunikation ist auch, wenn Sie dem Team zurückmelden, was Sie selber als Erfolg Ihrer Kollegen ansehen. Auch das sollte im Rahmen einer Teamsitzung passieren und entsprechend dokumentiert werden.

Beispiel **Das Lob der PDL**

»Sie alle haben in den letzten sieben Tagen folgende Erfolge erzielt:

- Durch Ihren Einsatz konnten 14 offene Touren abgedeckt werden.
- Durch drei sehr gute Pflegedokumentationen bekommen die betreffenden Patienten alle einen höheren Pflegegrad.
- Der größte Nörgler und Kritiker unter den Patienten und Angehörigen hat gestern den Kollegen der Tour 1 eine »gute Arbeit« bescheinigt.

Ich bin sehr stolz auf Sie alle und möchte Ihnen meine Anerkennung und mein Lob aussprechen.«

Spätestens jetzt haben Sie den Grundstein für eine gute Stimmungslage bei Ihren Mitarbeitern gelegt. Erfolgskommunikation hilft – richtig angewendet – dabei, die Stimmung unter Ihren Mitarbeitern dauerhaft ins Positive zu drehen.

Info

Erfolgskommunikation beinhaltet Wertschätzung, Dankbarkeit und Vertrauen in die eigene Arbeit. Genau das brauchen Ihre Mitarbeiter. Die Rahmenbedingungen sind sehr unangenehm, aber mit Erfolgskommunikation schaffen Sie eine angenehme Rahmenbedingung. Umgekehrt sorgt eine Arbeitsatmosphäre, die von Selbstvertrauen und Wertschätzung geprägt ist, auch für ein entspannteres Arbeitsumfeld für Sie.

3.5.8 Gemeinsame Ziele von Mitarbeitern und Unternehmern

Wie schon bei der Erfolgskommunikation haben Sie weitere Möglichkeiten, sich selber ein besseres Arbeitsumfeld zu schaffen. Sie können etwa auch den alten Konfliktherd der verschiedenen Ziele von Führungskräften und Mitarbeitern entschärfen.

In der Fachliteratur spricht man gern vom »mittleren Management«. Damit sind Führungskräfte gemeint, die einerseits gegenüber den Mitarbeitern eine exponierte Stellung haben, andererseits aber auch einer oberen Managementebene unterstehen. Das führt zu der permanenten Herausforderung, weil das strategische Management mit dem operativen Geschäft verbunden werden muss.[16] Als Pflegedienstleitung sind Sie in unserer Branche der Prototyp eines solchen »Mittelmanagers«. Grundsätzlich steht ein Manager der mittleren Ebene – also auch Sie – häufig vor Problemen:

Unterschiedliche Rollen:
Sie nehmen in Ihren Diensten ständig unterschiedliche Rollen ein, die zu widersprüchlichen Anforderungen und damit auch unterschiedlichen Konflikten und Missverständnissen führen können.

Enormer Leistungsdruck
Ihre besondere Position führt zu besonderen Erwartungen: Die Wirtschaftlichkeit muss hoch sein, die Qualität ebenso, damit u. a. der MDK glücklich ist. Es dürfen keine Haftungsrisiken entstehen, die Mitarbeiter müssen selbstverständlich auch hoch zufrieden sein und keine Überstunden produzieren. Ihre Mitarbeiter erwarten, dass Sie Elternersatz sind und Strukturen vorgeben – und sie natürlich wie ein Löwe gegen die böse Außenwelt (MDK, Angehörige, Patienten, Geschäftsführung) abschirmen. Selbstverständlich sollen Sie auch auf jede Befindlichkeit eingehen und die Work-Life-Balance eines jeden Mitarbeiters berücksichtigen.

Qualifikation
Obwohl Ihre Aufgaben als PDL immer komplexer werden, fehlen Ihnen häufig die dafür notwendigen Kompetenzen. Das ist nicht Ihre Schuld oder die der Träger. Vielmehr liegt es an den Bildungsangeboten: Entweder sind gewöhnliche PDL-Kurse einfach inhaltlich nicht mehr geeignet, die PDL-Anwärter vorzubereiten – oder aber der PDL-Schein wird in Form eines Hochschulstudiums erworben. Dort wird zwar viel gemacht, aber kaum etwas davon kann eine PDL im Alltag gebrauchen.

[16] https://www.business-wissen.de/artikel/fuehrungskraefte-in-sandwich-position-stress-und-ueberforderung/

Ethisches Dilemma
Sie müssen manchmal Entscheidungen vertreten und durchsetzen, die mit Ihren eigenen Wertvorstellungen kollidieren. Je häufiger das passiert, desto mehr erschöpft Sie das.

Beispiel **Schwierige Teamsitzung**

Die Pflegedienstleitung Franziska Lange muss eine heikle Teamsitzung moderieren. Die Betreibergesellschaft des Pflegedienstes hat aufgrund der »schlechten wirtschaftlichen Lage« sämtliche Gehaltserhöhungen fürs nächste Jahr abgelehnt. Franziska Lange hat einerseits Verständnis für den Träger, weil dieser erst vor einem Jahr die Löhne um 7 Prozent angehoben hat und andererseits wegen Personalmangel 20 Patienten gekündigt werden mussten.
Auf der anderen Seite sieht sie auch die verbliebenen Mitarbeiter, die sich im Krisenjahr 2020 sehr vorbildlich und engagiert verhalten haben.

Nicht selten geraten Sie als PDL zwischen die Fronten der Ziele des Trägers einerseits und der Ziele Ihrer Mitarbeiter andererseits. Das erleichtert nicht gerade Ihre Arbeit. Doch wenn Sie sich dieses Problem bewusst machen, haben Sie bereits den ersten Schritt zur Lösung gemacht. Sie sind auf dem Weg zu einem annehmbaren Arbeitsfeld!

Beteiligen Sie die Mitarbeiter konkret an der Gestaltung, z. B. Ihres Pflegedienstes. Manche Mitarbeiter wünschen sich sogar mehr Verantwortung, als nur »einfach Tour zu fahren«, artikulieren dies aber nicht oder nicht deutlich. So mancher Mitarbeiter möchte auch verstehen, wie die eine oder andere Entscheidung von Ihnen und Ihren Vorgesetzten zustande gekommen ist. Der uralte Zielkonflikt zwischen Führungskräften und Mitarbeitern muss sich nicht zwischen Ihnen und Ihre Mitarbeiter schieben. Tatsächlich lassen sich Zielsetzungen vereinen.

Für ein konstruktives Miteinander wird im ersten Schritt der Konflikt Unternehmerdenken vs. Angestelltendenken aufgelöst. Im zweiten Schritt werden gemeinsam tragfähige und konsensfähige Ziele zum Nutzen aller formuliert.

Ein Unternehmer hat immer eine gänzlich andere Haltung zu Arbeit und zu Arbeitszielen als ein Angestellter. Damit später eine gemeinsame Zielfindung gelingt, muss diese Tatsache zunächst klar sein und muss akzeptiert werden (▶ Tab. 12). Das fällt Mitarbeitern übrigens oft leichter als Unternehmern und das können Sie sich als Pflegedienstleitung unter Umständen zunutze machen.

Identifizieren Sie Zielkonflikte zwischen Führung und Mitarbeitern

Tab. 12: Unternehmensziele – Führung vs. Mitarbeiter

Ziele und Haltungen von Führungskräften	Ziele und Haltungen von Mitarbeitern
• Hohe Einsatzbereitschaft über gewöhnliche Arbeitszeiten hinaus, um Erträge zu erzielen, die über ein vergleichbares Arbeitnehmer-Gehalt deutlich hinausgehen. • Hoher Freiheitsgrad. • Suche nach Druckausgleich (Ursache: Druck, der aus der unternehmerischen Verantwortung heraus entsteht).	• Planungssicherheit: Feste Arbeitszeit gegen festes Gehalt. • Gehalt muss zu einem guten Leben reichen. • Wunsch nach Ordnung, Struktur und Rahmen. • Wunsch nach wenig Druck bei der Erbringung der Arbeit.

Diese Gegensätze gilt es unbedingt zu berücksichtigen, wenn es darum geht, mit den Mitarbeitern Konsens über Ziele zu erreichen.

Leiten Sie gemeinsame Ziele ab

Die verschiedenen Haltungen drücken sich auch in verschiedenen Arbeitszielen aus:

Tab. 13: Arbeitsziele – Führung vs. Mitarbeiter

Arbeitsziele von Führungskräften	Arbeitsziele von Mitarbeitern
• Erzielen von Gewinnen • Wachstum	• Zufriedene Patienten/Bewohner • Gleichhalten/Verbessern der Gesundheits-/Pflegezustände der Patienten/Bewohner • Gutes Verhältnis zu Angehörigen • Anerkennung von Patienten, Bewohnern Angehörigen und Vorgesetzten

Leiten Sie gemeinsam mit Ihren Mitarbeitern aus diesem Verständnis heraus gemeinsame Ziele und Handlungspläne ab, mit denen beide Seiten ihr Gesicht wahren und zwischen denen Sie als PDL nicht zerrieben werden. Das gelingt, wenn eine Zielerreichung einen Nutzen für jede Seite bringt:

Ziel 1: Einordnung der Patienten/Bewohner in möglichst hohe Pflegegrade

Nutzen des Unternehmens:

- Wachstumsperspektive,
- Umsatz- und Gewinnpotenzial steigt.

Nutzen der Mitarbeiter:

- Mitarbeiter haben das Gefühl, durch ihre Arbeit (u. a. Anpassung der Pflegeprozessdokumentation), den Patienten/Bewohnern etwas Gutes zu tun. Denn durch einen höheren Pflegegrad kann der Patient/Bewohner mehr Leistungen zur Verbesserung seiner Situation abrufen bzw. einkaufen und hat eine höhere Lebensqualität.

Ziel 2: Einhaltung festgelegter Tourenpläne

Nutzen des Unternehmens:

- Umsatz- und Gewinnsicherung,
- Keine Beschwerden der Patienten aufgrund von Verspätungen/Fehlleistungen,
- Einhalten gesetzlicher Vorgaben (Pausenregelungen!).
- Verlässlichkeit für die Mitarbeiter
- Planbare Freizeit
- Zuverlässigkeit des Pflegebetriebes sorgt für einen guten Ruf unter Pflegekräften

Nutzen der Mitarbeiter:

- Fester und sicherer Handlungsrahmen,
- keine unnötigen Fahrtzeiten.

Info

Zur Zielerreichung sollten die Mitarbeiter zwingend bei der Erarbeitung der Tourenpläne mit eingebunden werden.

Ziel 3: MDK-Prüfung ohne Maßnahmen der Pflegekassen

Nutzen des Unternehmens:

- Keine Zusatzkosten durch Fehlerbeseitigung,
- kein Vertragsbruch mit Kassen und Sozialhilfeträgern,
- gutes Image »nach draußen«,
- Pflegeprozessdokumentation wird beherrscht.

Nutzen der Mitarbeiter:

- Bestätigung der guten Arbeit,
- Gewissheit, in einem tollen Unternehmen zu arbeiten.

Diese Zielformulierungen sind bereits so formuliert, dass sich sowohl das Unternehmen als auch die Mitarbeiter mit diesen Zielen identifizieren können. Es kommt also nicht zu faulen Kompromissen und Kröten, die eine Seite schlucken muss.

Sie sollten immer wieder die Zielformulierung evaluieren und reflektieren. Das Gleiche gilt für den Grad der jeweiligen Zielerreichung. Diese Evaluation sollte als ein fester Bestandteil in die Besprechungsmatrix Ihres Unternehmens eingebunden werden. Als realistisch dürften sich Wiederholungen alle drei Monate erweisen. Wenn Sie die Teambesprechungen vorbereiten, fügen Sie alle drei Monate den entsprechenden Tagesordnungspunkt »Evaluation und Reflexion der gemeinsamen Betriebsziele« ein. Neben der Kontinuität, die der Zielerreichung zuträglich sein dürfte, spüren Ihre Mitarbeiter auch, dass es Ihnen wirklich ernst ist mit der Beteiligung der Mitarbeiter.

Allein schon dadurch, dass Sie aktiv auf Ihre Mitarbeiter zugehen und diesen eine wirklich ernstgemeinte Beteiligung an der Entwicklung des Unternehmens anbieten, werden Sie viel Rückhalt in der Belegschaft bekommen. Der eine oder andere wird noch skeptisch sein, aber damit sollten Sie einfach leben können. Je länger und je stringenter Sie Ihren Kurs der Beteiligung und gemeinsamen Zielfindung durchziehen, desto überzeugter wird Ihr Team. Desto besser wird auch die Zusammenhalt zwischen Ihnen und den Mitarbeitern.

Fazit **Bleiben Sie authentisch**

Mit dieser Methode können Sie die Folgen der »Sandwich-Position« deutlich abmildern. Wichtig ist dabei allerdings, dass Sie im gesamten Prozess immer authentisch wirken und nicht den Eindruck vermitteln, aus Wasser Wein zu machen.

3.5.9 Systemisches Fragen überwindet Gräben

Wenn Sie in kritischen Situationen eine schnelle, effektive Lösung brauchen, müssen Sie mit Ihren Mitarbeitern in eine konstruktive und sachliche Diskussion eintreten. Systemische Fragen gehören zu einer Gesprächsführung, die einen guten und lösungsorientierten Ansatz verfolgt. Damit vermeiden Sie, dass am Ende des Gesprächs alle unzufrieden sind und keine Lösung des Problems vorliegt. Außerdem können Sie mit systemischem Fragen alte Verhaltensweisen und sinnlose Spekulationen darüber, was andere von Ihnen denken, auflösen.

Die Methode des »systemischen Fragens« hilft Ihnen dabei, v. a. bei konfliktbeladenen Themen Fragen zu stellen, die konstruktiv sind und Ihren Mitarbeitern das Gefühl geben, Hilfe zu bekommen. Sie bauen Brücken über bislang scheinbar unüberwindbare Gräben und erreichen somit gegenseitiges Verständnis. Sie erreichen ferner im Idealfall einen Schulterschluss mit Ihren Mitarbeitern und eine nachhaltig gestiegene Teamzufriedenheit.

Aber Achtung: Sie müssen sich davor hüten, falsche (voreilige) Schlüsse zu ziehen. Es geht nicht darum, dass Sie zu wissen glauben, was Ihre Mitarbeiter denken. Die denken nämlich das, was die anderen denken. Klingt kompliziert? Okay, sehen wir uns ein Beispiel an:

Beispiel **Wissen, was der andere denkt...!**

Carla Justus, Pflegekraft, ist mit ihren Pflegedokumentationen mal wieder in Verzug geraten. Ihre PDL ärgert sich über Carlas Verhalten und will sie mit allen Mitteln dazu bringen, die Mappen in einer Woche zu aktualisieren.
Die PDL denkt: »Carla ist bestimmt genervt von mir, weil ich immer über die bevorstehende MDK-Prüfung rede. Deshalb kommt die extra nicht in die Pötte.«
Tatsächlich aber denkt Carla: »Die wird wieder völlig penibel meine Mappen auseinandernehmen. Wie schaffe ich es bloß, dass die PDL endlich einmal zufrieden ist?«

Sie sehen also: Die PDL denkt, dass Carla denkt, dass sie (die PDL) denkt..., weit gefehlt. Die PDL hat überhaupt keine Ahnung, was Carla denkt. Das dürfte auch bei Ihnen gelegentlich der Fall sein. Es gilt also, dass Sie ganz ungeniert einfach mal nachfragen!

1. Vermeiden Sie die »Warum«-Frage!

Eigentlich wäre die naheliegende Frage an Carla: »Warum kommen Sie nie mit Ihren Pflegedokumentationen hinterher?« Aber damit erhält die PDL keinesfalls die gewünschte Antwort. Vielmehr ist eher mit diesen Reaktionen zu rechnen:

- Carla druckst herum, weil sie sich ertappt fühlt.
- Carla brennt ein Feuerwerk an Ausreden ab.
- Carla reagiert unwirsch und kontert mit einer Gegenfrage: »Warum sagen Sie ›nie‹«?
- Carla dreht den Spieß um und entfacht eine umfangreiche Systemdebatte.

Halten wir fest: Mit der »Warum«-Frage tappt die PDL in die Verhör-Falle. Carla fühlt sich in die Defensive gedrängt und hat das Gefühl, sich rechtfertigen zu müssen: Sie reagiert mit Abwehr, Ausreden und/oder Verteidigung.

Außerdem eröffnet eine Warum-Frage keinen Kommunikationsweg, sondern eher einen Teufelskreis, in dem sich eine Warum-Frage an die andere reiht.

Tipp

Setzen Sie Warum-Fragen sparsam ein. Einen guten Effekt erzielen diese Fragen dann, wenn die Beziehungsebene und die Atmosphäre zwischen Ihnen und Ihrem Mitarbeiter außerordentlich gut sind. Dann ist die Beziehung so stark, dass sich Ihr Gegenüber nicht sofort in der Rechtfertigungs-Falle befindet.

2. Nutzen Sie wirksame Alternativen

Unbestritten ist die Warum-Frage eine beliebte Fragetechnik, denn es lockt eine Antwort mit einem brauchbaren Informationsgehalt. Doch wie gerade gesagt, ist das nicht immer der Fall. Deshalb sollten Sie etwas geschickter vorgehen und beherzigen, dass Sie oft nicht wissen (können), was Ihr Mitarbeiter denkt. Sie müssen unbedingt der Gefahr entgehen, Ihrem Mitarbeiter etwas zu unterstellen, was dieser überhaupt nicht meint. Es gibt bessere Fragetechniken:

Fixierte Fragewörter

... beleuchten Fakten und spezifizieren diese, z. B.:

- »Wann haben Sie denn zuletzt Pflegedokumentationen bearbeitet?«
- »Wie viel Zeit stand Ihnen dafür zur Verfügung?«
- »Welche Kollegen konnten Sie um Rat und Hilfe bitten?«

So bekommen Sie ein objektives Bild über den Ist-Zustand und können die wichtigsten Rahmenbedingungen checken.

Gebundene Fragewörter

... richten das Gespräch auf eine konkrete Sache und lenken den Mitarbeiter in die richtige Richtung, z. B.:

- »Wie haben Sie sich gefühlt, als Sie vor der schwierigen Akte von Herrn Meier gesessen haben?«
- »Was hätten Sie genau in diesem Moment gebraucht?«

Konkrete Alternativen zum Wörtchen »Warum«

Sie können offene Formulierungen nutzen, um eine gewünschte Antwort zu bekommen, z. B.:

- »Was genau war ausschlaggebend dafür, dass Sie den gesetzten Termin nicht einhalten konnten?«
- »Was veranlasste Sie, sich nicht zu melden, obwohl das Terminziel in Gefahr war?«

Tipp
Mit diesen drei Fragetechniken machen Sie aus einer klassischen Verhörsituation zwischen Vorgesetztem und Untergebenen ein konstruktives Gespräch. Außerdem stellen Sie den Fehler ab, dass Sie wüssten, was der andere gerade über Sie oder die Situation denkt.

Natürlich müssen Sie Fragetechniken einüben, indem Sie sich z. B. eine kurze Frageliste zu den besonders beliebten Themen für Konflikte zwischen sich und Ihren Mitarbeitern erstellen:

- Pflegeprozessdokumentation/Pflegeplanung,
- Leistungsnachweise,
- Einhalten von Tourenplänen,
- Einhalten von Dienstplänen,
- Einhalten von Pausenzeiten.

3. Verändern Sie Sichtweisen mit hypothetischen Fragen

Die hohe Kunst des Mitarbeitercoachings ist es, betonierte Glaubenssätze wie z. B. »Ich kann das nicht« und Verhaltensweisen, wie z. B. Flucht aus unangenehmen Situationen aufzuweichen. Das gelingt Ihnen mit hypothetischen Fragen[17].

Diese Fragetechnik geht von einer fiktiven Situation aus. Im Idealfall handelt es sich bei dieser fiktiven Situation natürlich um eine besonders gute Situation, die Sie sich als PDL schon lange wünschen. Ziel ist es, bei Ihren Mitarbeitern neue Möglichkeiten, neue Reaktionen, neue Auswege und neue Lösungen zu kreieren (▶ Abb. 5).

Sie können diese Methode in einer Teambesprechung durchführen. Die Effekte dürften durchschlagend sein. Denn Sie stellen die Wunschvorstellungen (einiger) der Mitarbeiter vor und motivieren diese nun dazu, tätig zu werden. Mit dieser Methode schließen Sie das übliche Gejammer und Bedauern über die geltenden Rahmenbedingungen aus. Sie locken Ihre Truppe aus der Reserve. Zudem dürften Sie einiges mehr über tatsächliche Haltungen und Motive erfahren. Und das Beste: Es macht sogar Spaß!

---

[17] Radatz S (2018): Beratung ohne Ratschlag. Verlag systemisches Management, Wien, S. 208

Einleitung	Fiktionsbeschreibung	Konsequenzen
Stellen Sie sich vor …	morgen fragt Sie die PDL, ob Sie ihre Nachfolgerin werden wollen	wie würden Sie reagieren?
Gesetzt dem Falle, dass …	der MDK kommt definitiv dieses Jahr nicht mehr	welche Folgen hätte das für Sie?
Angenommen …	Sie bekommen drei Home-Office-Tage im Monat für die Bearbeitung Ihrer Pflegeprozess-dokumentationen	was würde sich dadurch ändern?

Abb. 5: Hypothetische Fragen anwenden.

Beispiel **Was wäre, wenn die MDK-Prüfung kein Schreckgespenst mehr ist?**

Die PDL Sabine Kraus schreibt in einer Teamsitzung den Satz »Die MDK-Prüfung ist so alltäglich wie eine Dienstbesprechung«. Sie lässt den Satz auf die Mitarbeiter wirken und holt Reaktionen dazu ein. Alle Kollegen treffen zusammengefasst die Aussage »oh ja, das wäre schön«.

Im Anschluss verteilt sie an jeden Mitarbeiter Stift und zwei Moderationskarten. Pro Karte schreibt jeder Mitarbeiter darauf, was er selber tun muss, um den Zustand »Die MDK-Prüfung ist so alltäglich wie eine Dienstbesprechung« zu erreichen.

Sabine Kraus erreicht mit dieser Methode, dass alle Mitarbeiter aktiv daran arbeiten, eine belastende Situation zu beseitigen – und sich nicht mehr klagend in die Ecke verziehen.

Das Geheimnis ist, in für eine Führungskraft frustrierenden Situationen ausgetretene Pfade zu verlassen und dabei neue Methoden und Übungen zu testen. Sie können dabei nichts verlieren! Vielmehr besteht damit die Chance, typisches Konfliktpotenzial und typische Frustsituationen bei Ihren Mitarbeitern zumindest abzumildern. Damit leisten Sie einen erheblichen Beitrag zur Arbeitszufriedenheit im Team und verbessern auch hier wieder Ihre eigene Arbeitssituation.

3.5.10 Der Mitarbeiter muss seine Grenzen kennenlernen

Wer in einer Großstadt wie Berlin, München, Köln oder Frankfurt lebt, kennt das Phänomen: Neuzugezogene vom Land finden die vielen Autos, den ständigen Lärm, die brodelnde Industrie usw. »fürchterlich. Bei mir auf dem Dorf war dagegen so herrlich, idyllisch und grün.« Gleichzeitig genießen sie das reichhaltige gastronomische und kulturelle Angebot, die üppigen Einkaufsmöglichkeiten und natürlich auch die Vielfalt an Jobs und Weiterbildungsmöglichkeiten.

Das Problem einer Großstadt ist nun mal, dass es das Eine (tolle Angebotsvielfalt) nur in Verbindung mit dem anderen (Autos, Lärm, Dreck etc.) gibt. Es ist ähnlich dem Dilemma des Veganers: Das Gemüse kann nicht per Pferdefuhrwerk geliefert werden (Tiere in der Lieferkette!), sondern nur mit CO_2-reicher Tiefkühlung auf dem kräftigen 30-Tonner-Diesel.

So ähnlich ist das auch mit dem einen oder anderen Mitarbeiter: Ein Geschäftsführer-Gehalt für eine etwas dürftige Leistung ohne Spät- und Wochenenddienst ist nicht drin. Oder abgeschwächt gesagt: Ein volles Gehalt in einer 5-Tage-Woche bei gleichzeitigem Unwillen, entsprechend lange Touren zu fahren, um auf die erforderlichen Stunden zu kommen, funktioniert nicht.

Tatsächlich müssen sich die Mitarbeiter in solchen Fällen entscheiden, was sie wirklich wollen (▶ Tab. 14).

Tab. 14: Wahlmöglichkeiten des Mitarbeiters

Möglichkeit 1	Verbeiben in der Komfortzone. Keine Fachkraftaufgaben wie Pflegeprozessdokumentation, Arztgespräche, Gespräche mit sonstigen an der Versorgung Beteiligten. Dafür nur Helfergehalt, keine Stimme in Teamsitzungen, da kaum Aufgabenwahrnehmung in der indirekten Pflege.
Möglichkeit 2	Ausbruch aus der Komfortzone. Übernahme aller Aufgaben aus der Stellenbeschreibung. Volles Fachkraftgehalt mit Optionen auf Ausbau von Funktion und Entlohnung. Eigene Stimme mit Gewicht im Team, höhere Mitgestaltungsmöglichkeit.

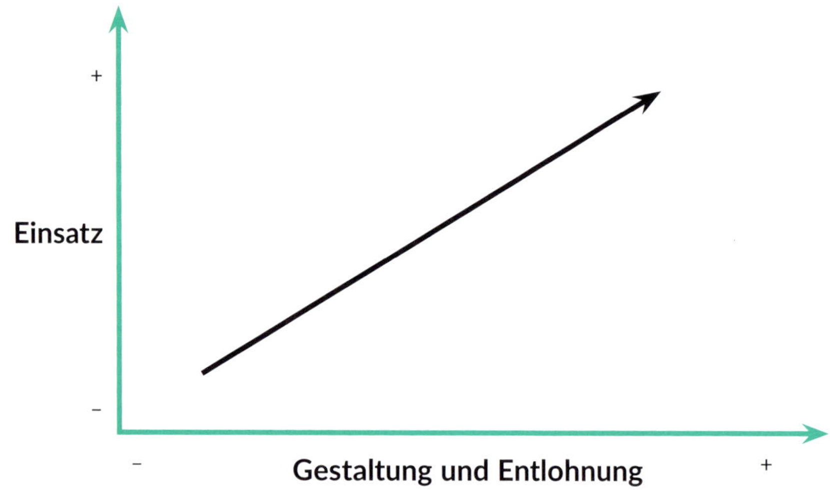

Abb. 6: Bitten Sie Ihren Mitarbeiter, seine Position darzustellen!

Diese Möglichkeiten lassen sich auch wunderbar grafisch darstellen (▶ Abb. 6).

Die Grafik zeigt eine gewisse Flexibilität und es muss keine starre Entscheidung für eine von zwei Alternativen geben. Zeigen Sie dem Mitarbeiter die Grafik und bitten Sie ihn, ein Kreuz auf dem blauen Pfeil machen. Das Kreuz stellt dann seine angestrebte Position bzw. seinen Status im Unternehmen dar. Dieses »Kreuz« gilt es dann gemeinsam mit dem Mitarbeiter zu erreichen. So kann jeder für sich entscheiden, wie weit er sich aus seiner Komfortzone hervorwagt.

In solchen Fällen kitzeln Sie als Coach einen ganz empfindlichen Punkt: Mitarbeiter, die immer alles wollen, aber wenig dafür investieren, haben oft auch einen hohen Geltungsdrang. Wer aber von sich glaubt, »über der Norm zu sein«, muss natürlich auch etwas über der Norm leisten. Wer sich aus reiner Faulheit in der Komfortzone einrichtet, wird außerhalb nicht wirklich wahrgenommen. Er beraubt sich selber jeder Bedeutung. Genau hier haben Sie den richtigen Ansatzpunkt. Hierzu ein Beispiel:

Beispiel **Wenn Leistung und Gehalt übereinstimmt,...**

Pflegefachkraft Gregor Großspur tut sich häufig als informeller Führer hervor. Er wird nie müde, seine Exzellenz und seine besonderen Fähigkeiten hervorzuheben. Leider deckt sich dies nicht mit seiner Arbeitsleistung.
Gregor Großspur hat aber keine Lust, seine Fähigkeiten im Bereich der Pflegeprozessdokumentation zumindest auf ein knapp ausreichendes Niveau zu heben. Stattdessen trifft er mit der PDL eine Vereinbarung: Er lässt sich freiwillig auf Helfergehalt zurückstufen und wird dafür von allen administrativen Arbeiten befreit.
Recht schnell bemerkt Gregor Großspur, dass sein Wort in Teamsitzungen und auch in den informellen Raucherrunden vor der Tür kein Gewicht mehr hat. Er sucht noch einmal das Gespräch mit seiner PDL ...

Dieses Beispiel beinhaltet auch eine wichtige Botschaft für Sie als coachende Pflegedienstleitung: Eine Verhaltensänderung kann nur dann erreicht werden, wenn es der Betroffene selber will. Er muss selber spüren, dass sein derzeitiges Verhalten zunehmend schädlich ist. Sobald er den Punkt erreicht hat, wo der Schaden seines eigenen Verhaltens den Nutzen übersteigt – und parallel dazu der Leidensdruck daraus höher ist als das wohlige Gefühl der eigenen Komfortzone – ist das Ziel erreicht.

Und das Beste daran ist, dass beide gewinnen: Sie haben erfolgreich gecoacht und Ihr Mitarbeiter merkt, dass das Verlassen der Komfortzone ein ultimatives Erfolgserlebnis ist und zu einer deutlich höheren (Arbeits-)zufriedenheit führt.

Info
Die Themen »Wechselschicht« und »jedes zweite Wochenende Dienst« sind übrigens nicht verhandelbar. Personalmangel hin oder her – beharrt Ihr Mitarbeiter auf solchen Extrawürsten, ist eine Trennung wohl alternativlos.

Natürlich können Sie nicht jedem Mitarbeiter eine individuelle, therapeutisch wirksame Wohlfühloase schaffen. Das würde den Sinn der Teamarbeit vollkommen sprengen und natürlich auch einer guten Patientenversorgung zuwider laufen. Ich möchte Ihnen lediglich zeigen, jene Mitarbeiter zu coachen, die durch ihr Verharren in der Wohlfühloase und ihre »Rosinenpickerei« den Teamzusammenhalt torpedieren.

3.5.11 Reflektieren Sie sich selbst

In den vorangegangenen Abschnitten haben Sie hoffentlich schon viele Möglichkeiten gesehen, wie Sie sich selber stärken und das Heft des Handelns in die Hand nehmen. Doch ehrlicherweise müssen Sie auch die andere Seite sehen. Verhärtete Fronten sind nicht immer nur die alleinige Schuld der anderen (Geschäftsführung, Mitarbeiter, externe Parteien). Auch Sie Pflegedienstleitung können in Gefahr geraten, sich schleichend in ein behagliches Nest aus Resignation und (Selbst-) Aufgabe zurückzuziehen. Hierzu ein Beispiel aus meiner Coaching-Praxis:

Beispiel **Rückzug wg. Undankbarkeit**

Jutta Jovel* ist Inhaberin und in Personalunion PDL eines Pflegedienstes. Seit 20 Jahren ist sie erfolgreich. In den ersten Jahren hat sie voller Freude und Elan ihren Betrieb aufgebaut. Doch in den Jahren danach neigte sich die Waage immer weiter in Richtung Frustration und Rückzug.
Irgendwann sie genervt von ständigen Krankmeldungen, Vermeidungsstrategien und auch der Undankbarkeit ihrer Mitarbeiter. Immer öfter sagt sie Sätze wie »Ich tue doch alles dafür, dass die Mitarbeiter glücklich sind. Aber niemals sagt einer Danke. Immer ist alles selbstverständlich und es wird sogar noch gemeckert. Schenke ich einen Tankgutschein, ist es die falsche Tankstelle. Richte ich einen Ruheraum ein, ist das Radio falsch usw.«
Mittlerweile spricht Jutta Jovel kaum noch mit ihren Teams. Wenn es ums Tagesgeschäft geht, ist die stellvertretende PDL der Hauptansprechpartner. Jutta Jovel klagt darüber, von Informationen völlig abgeschnitten zu sein und zieht sich immer mehr zurück.

* Name geändert

Jutta Jovel hat sich eine ganz eigene Komfortzone geschaffen, ein liebevoll eingerichtetes Zimmer mit einem schönen Sofa aus Vorurteilen. Eingekuschelt liegt sie da, warm umhüllt von der Decke der Opferrolle. Die Schubladen der Kommode sind prall gefüllt und mit »Faule Säcke«, »Undankbares Pack« und »Parasiten« beschriftet. Die Lampe der Frustration spendet schummeriges Licht, das den Raum in angenehmen Dämmer hüllt.

Es fällt Jutta Jovel sehr schwer, vom Sofa aufzustehen, die Decke abzuwerfen und die Tür zu öffnen. So grell ist das Licht der unwirtlichen Welt! Als ihr geraten wird, doch mal auf ihre Mitarbeiter zuzugehen und das Gespräch zu suchen, ist ihre erste Reaktion blankes Entsetzen – und Ablehnung!

Allerdings ist noch nicht alles verloren. Schon die Aussage »Wie soll ich das denn anstellen?« zeigte, dass Jutta Jovel zumindest bereit war, die Tür einen Spalt weit zu öffnen. Als Coach erarbeitete ich dann mit Jutta Jovel für jeden Mitarbeiter eine Strategie fürs Einzelgespräch.

Als Nebeneffekt stellte sich heraus, dass Jutta Jovel mehr als zwei Drittel ihrer Kollegen mit ausschließlich positiven Attributen bezeichnete. Das geschah vollkommen frei aus dem Gespräch heraus. Am Ende blieben nur wenige kritische Mitarbeiter übrig und für Jutta Jovel die überraschende Erkenntnis, dass sie doch noch eine gute Meinung über ihr Personal hat. So setzte sich bei ihr dann auch vom Herzen die Überzeugung durch, das eine oder andere Gespräch zu führen. Das Hauptziel des Coachings formulierte Jutta Jovel so: »Ich möchte meinen Spaß wiederhaben.« (▸ Abb. 7)

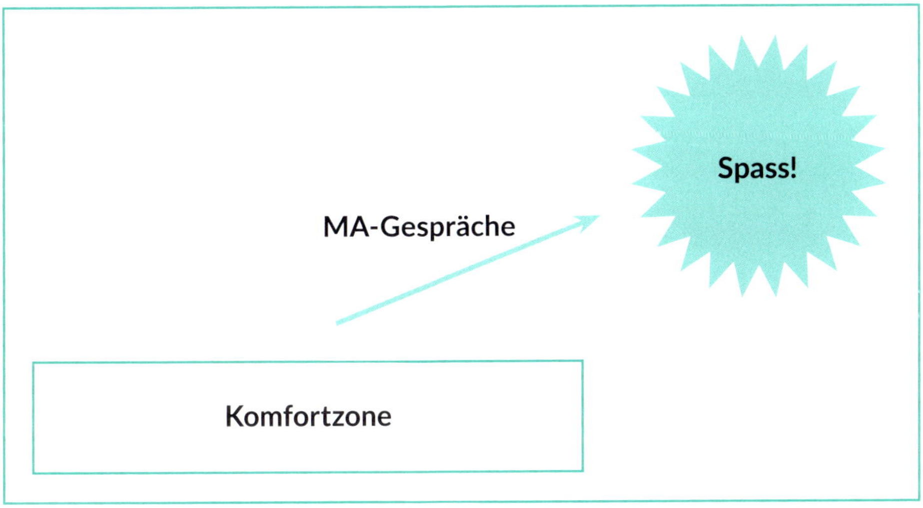

Abb. 7: Ziele im Coaching.

Der gewünschte Effekt des Coachings liegt hier auf der Hand: Es sollte gegenüber den Mitarbeitern ein klares Zeichen dafür gesetzt werden, dass Jutta Jovel wieder das gemeinsame Arbeiten erreichen möchte und mögliche Widerstände, die sich manifestiert hatten, überwinden möchte. Das war der erste Schritt, damit die Waage sich langsam wieder dahin neigt, wo sie in den ersten Jahren war. Insgeheim dürften sich die Mitarbeiter mehrheitlich darüber gefreut haben, dass Jutta Jovel aus ihrer Komfortzone herauskam. Inzwischen ist sie wieder wesentlich besser informiert, die Krankenstände gehen zurück und der Betrieb nimmt auch wirtschaftlich wieder Fahrt auf.

Sollten Sie selber das Gefühl haben, in den Rückzug zu kommen und mit negativen Gefühlen gegenüber der Arbeit und den Mitarbeitern beladen zu sein, müssen Sie die Reißleine ziehen. Bevor Sie sich aber Hilfe holen, sollten Sie sich über Ihre eigenen Ziele klarwerden, diese definieren und aufschreiben.

Wenn das Stadium der Frustration schon so weit fortgeschritten ist, dass selbst eine Zielfindung nicht mehr möglich ist, brauchen Sie sofort professionelle Hilfe. Gemeinsam schaffen Sie dann eine Zielformulierung, um dem Neustart auch gleich die richtige Richtung zu geben.

Tipp
Jeder kann an einen Tiefpunkt kommen, vor allem in einem so anspruchsvollen Arbeitsgebiet wie dem einer Pflegedienstleitung. Es ist keine Schande, sich helfen zu lassen und die ersten Schritte zurück an der Hand eines Profis gehen.

3.6 Karriere und Entwicklung

Wir haben an dieser Stelle schon häufiger beleuchtet, dass das Alltagsleben einer Pflegedienstleitung deutlich leichter wird, wenn sie das Team hinter sich hat. Investitionen der PDL in das Team dürften sich daher immer auszahlen. Neben Geld, Arbeitszeit und Mitspracherecht fühlen sich manche Teams und Mitarbeiter auch besser, wenn sie sich fachlich weiterentwickeln können. Wenn Sie diese Strategie verfolgen, erzielt Sie wichtige Effekte:

- höhere Mitarbeiterzufriedenheit und -motivation,
- Anerkennung durch eigene Vorgesetzte (»die PDL hat das Team toll entwickelt«),
- Vorteile bei Vergütungsverhandlungen fallen ebenfalls auf die PDL zurück (siehe vorheriger Punkt),
- höhere Arbeitszufriedenheit der PDL, weil sie Aufbauarbeit leisten kann und die Effekte sieht (▸ Kap. 2.4),
- verbesserte Pflegequalität – ein Effekt, der ebenfalls zunächst positiv auf die PDL zurückfallen dürfte.

Sie können diese Effekte in zwei Schritten erreichen: Erstens können Sie das komplette Team fachlich weiterentwickeln und zweitens können Sie den einzelnen Mitarbeiter weiterentwickeln.

3.6.1 Fachliche Teamentwicklung

Bevor Sie ein Team entwickeln können, müssen Sie zunächst natürlich feststellen, was das Team gut kann bzw. was nicht. Außerdem muss das Leistungsportfolio des Teams zur Patienten-/Bewohnerklientel passen. Was nützen Ihnen fünf ausgebildete Wundmanager, wenn nur acht Patienten/Bewohner mit Wunden zu versorgen sind – dafür aber 30 Prozent der Patienten/Bewohner psychiatrische Symptome aufweisen, die die tägliche Versorgung zu einer enormen Herausforderung machen?

Passt das Leistungsportfolio des Teams zur Bewohner- bzw. Patientenklientel, führt das zu einer höheren Arbeitszufriedenheit. Fachliche Unsicherheiten treten kaum oder überhaupt nicht mehr auf. Wenn das nicht so ist, wird es kritisch, wie das folgende Beispiel zeigt.

Beispiel **Fehlende Zusatzausbildungen**

Im Pflegeheim Am Volkspark wurde schon immer an Fortbildungskosten gespart. »Zu teuer, außerdem haben die doch alle eine Berufsausbildung!«, tönte es stattdessen immer wieder aus der Führungsetage. Als die neue PDL ihren Dienst antritt, stellt sie Folgendes fest: Auf zwei Wohnbereichen mit insgesamt 60 Bewohnern sind ca. 80 Prozent demenzkrank und/oder leiden an psychiatrischen Symptomen. Die Fluktuation und die Krankheitsquote der Mitarbeiter sind hoch. Eine der beiden Wohnbereichsleitungen schildert der neuen PDL die Alltagssituation aus Überforderung und Angst des Personals.
Hinzu kommt ein schlechtes Image im Umfeld, weil ständig Bewohner verschwinden, was entsprechende Polizeieinsätze nach sich zieht. Zudem mahnt die Heimaufsicht bereits zum dritten Mal den unsachgemäßen Umgang mit Fixierungen an. Ebenso droht ein Angehöriger mit einer Klage wegen Körperverletzung, weil eine Bewohnerin mittlerweile »dank« Kontrakturen in Embryonalhaltung im Bett liegt. Beim Blättern in den Personalakten stellt die PDL fest, dass keiner der Kollegen über eine einschlägige Zusatzausbildung verfügt oder wenigstens entsprechende Fortbildungen besucht hat. Dafür haben einige Fachkräfte Weiterbildungen in Wundmanagement und Ernährung besucht. Die neue Pflegedienstleitung beschließt, die Situation anzupacken und sucht das Gespräch mit dem Einrichtungsleiter.

Abgeschwächt kann es solche Situationen aber auch in ordentlich geführten stationären und ambulanten Einrichtungen geben. Denn häufig wandeln sich Anforderungsprofile schleichend. So kann sich im stationären Bereich eine Station von orientierten, aber hochgradig immobilen Bewohnern langsam in eine Station mit etwas mobileren, dafür aber psychisch stark betroffenen Bewohnern verwandeln – bei zeitgleich geringer Fluktuation des Stammpersonals. Ein solcher Wandel kann durchaus ein bis zwei Jahre dauern. Ähnlich ist es im ambulanten Bereich. Auch dort ist zu beobachten, dass die Anzahl der »schwierigen« Versorgungen in Bezug auf demenzielle und psychiatrische Erkrankungen zunimmt. Der »World Alzheimer Report 2015« ging davon aus, dass *»im Verlauf eines Jahres 2 Prozent der über 65-Jährigen an einer Demenz [erkranken]. ... Übertragen auf Deutschland, ist pro Jahr mit einer Gesamtzahl von mehr als 300.000 oder pro Tag mit einer Zahl von über 900 Neuerkrankungen an Demenz zu rechnen.«*[18]

Als Pflegedienstleitung können Sie sich selber das Leben erleichtern, indem Sie genau beobachten, ob das Kompetenzprofil Ihrer Mitarbeiter noch auf das Anforderungsprofil der Bewohner bzw. Patienten passt. Planen Sie dann entsprechend bei der Fortbildungsplanung, spüren Ihre Mitarbeiter, dass Sie aufmerksam hinschauen. Begründen Sie dann noch in Teambesprechungen, warum Sie bestimmte Fort- und Weiterbildungen forcieren, gewinnt Ihr Team Vertrauen und fühlt sich gut geführt. Nicht selten nämlich bauen Pflegekräfte bei bestimmten Versorgungen Ängste auf, trauen sich aber nicht, diese zu äußern. Sie fürchten um ihren Stand im Team und wollen die PDL nicht enttäuschen. So wird still gelitten – und irgendwann steigt der Krankenstand, weil die Mitarbeiter es nicht mehr aushalten. Der Druck entlädt sich im Fluchtverhalten (z. B. Krankmeldung, Kündigung). Wenn Sie aktiv handeln, entstehen solche Rückzugs- und Fluchttendenzen gar nicht erst.

Als Pflegedienstleitung haben Sie natürlich noch die Aufgabe, auch die Budgetverantwortlichen von der Notwendigkeit gezielter Fort- und Weiterbildungen zu überzeugen. Wenn Ihr Team Ihnen den Rücken stärkt, sind Sie emotional gut gerüstet, haben mit einer gezielten Analyse (▸ Tab. 15) den Fort- und Weiterbildungsbedarf festgestellt und dies den Mitarbeitern nachvollziehbar kommuniziert. In den meisten Fällen können Sie davon ausgehen, dass das Team Ihnen folgt und der eine oder andere Mitarbeiter sich sogar darauf freut, sich einschlägig weiterzubilden.

Die Fähigkeitslücke (▸ Tab. 15) ist unübersehbar: Das Team ist eher für eine Station mit immobilen Bewohnern ausgebildet – aber in keinster Weise für die Versorgung der hier beschriebenen Klientel. Das dürfte in der Praxis für eine hohe Fluktuation und eine hohe Krankheitsquote sorgen. Die PDL muss wöchentlich Dienstplanlöcher stopfen, holt sich häufige Absage ein und wird allmählich panisch hinsichtlich der Versorgungsqualität dieser Bewohner. Die Station bekommt im gesamten Haus einen

[18] Deutsche Alzheimer Gesellschaft e. V. Selbsthilfe Demenz (2020): Informationsblatt 1. Die Häufigkeit von Demenzerkrankungen. S. 4 https://www.deutsche-alzheimer.de/unser-service/informationsblaetter-downloads.html

entsprechenden Ruf, die Abwärtsspirale setzt sich fort. Leidtragender ist immer die Pflegedienstleitung, die in der Falle der pflegerischen Verantwortung sitzt. Dieser Kreislauf kann nur durchbrochen werden, wenn das Personal entweder auf eine bestimmte Klientel geschult wird und/oder bestimmte Mitarbeiter gern mit solchen pflegerischen Anforderungen zu tun haben. Wenn das gelingt, kann eine solche Station befriedet werden und damit auch für die Pflegedienstleitung ein enormes Maß an Verbesserung der eigenen Arbeitssituation geschaffen werden.

Tab. 15: Beispielhafte Analyse der Mitarbeiter- und Anforderungsprofile bei 30 Bewohnern*

In einem Pflegeheim will eine PDL erheben, ob das Mitarbeiterprofil noch zum Anforderungsprofil der Bewohner passt. Hierzu erfasst sie im ersten Schritt die Kompetenzen der Mitarbeiter über Grundqualifikation und Weiterbildungen.

Im zweiten Schritt erstellt sie aufgrund der Diagnosen und Pflegeproblemen ein Anforderungsprofil der Bewohner.

Im dritten Schritt sammelt sie die Mitarbeiterwünsche zur Fort- und Weiterbildung. Im Ergebnis ist dann eine Kompetenzlücke definiert. Das ist die Grundlage, um diese Lücke gezielt zu füllen.

Mitarbeiterprofil	Anforderungsprofil	Mitarbeiterwünsche
11 Vollzeitstellen, in 16 Köpfe unterteilt. 5,5 Vollzeitstellen sind Pflegefachkräfte 3 Mitarbeiter sind Wundmanager, 1 Mitarbeiter hat insgesamt 250 Fortbildungsstunden Kinästhetik absolviert. 4 Mitarbeiter (Fachkräfte und Helfer) haben jahrelange Erfahrung auf Demenzstationen gesammelt.	24 von 30 Bewohnern weisen demenzielle und/oder psychiatrische Diagnosen auf. Die häufigsten drei Pflegeprobleme: 1. »Kann Anleitung nicht mehr adäquat umsetzen.« 2. »Verlässt unkontrolliert den Wohnbereich und bringt sich damit in Gefahr.« 3. »Neigt zu spontanen Gewaltausbrüchen, die sich mit Spucken, Schlagen und Klammern zeigen.«	Zwei junge Fachkräfte wünschen sich eine Weiterbildung zur gerontopsychiatrischen Fachkraft. Fünf Kollegen wünschen sich eine Fortbildung zur Resilienz, um mit den Verhaltensauffälligkeiten der Bewohner besser umgehen zu können. Vier Mitarbeiter wünschen sich konkret eine Fortbildung, in der sie lernen, zielgerichtet und angemessen mit der Bewohnerklientel zu kommunizieren und gleichzeitig die Anwendung zielgerichteter Verhaltensweisen für einen angemessenen Umgang mit diesen Bewohnern.

* Diese Übersicht ist als Grundlage für eine Analyse genauso für den ambulanten Bereich anwendbar.

Info

Natürlich muss eine solche Analyse wiederholt werden. Spätestens dann, wenn die nächste Periode der Fort- und Weiterbildungsplanung ansteht, sollte eine PDL diese Analyse durchführen. Schließlich ist diese neben den Ergebnissen der Pflegevisiten das wichtigste Eingabekriterium für den Fort- und Weiterbildungsplan. Eine solche Analyse nützt der Pflegedienstleitung auch im Gespräch mit der obersten Leitung, wenn es um die Finanzierung entsprechender Fort- und Weiterbildungen geht.

Die oberste Leitung von Pflegeheimen und Pflegediensten muss diesen Zusammenhang verstehen und ihren Teil dazu beitragen, die Pflegedienstleitung zu schützen.

3.6.2 Mitarbeitermotivation mit Kompetenzprofilen

Ähnlich wie im eben geschilderten Fall der Kompetenz- und Anforderungsprofile eines gesamten Teams können Sie auch bei der Motivation einzelner Mitarbeiter vorgehen. Natürlich ist nicht jeder Mitarbeiter mit einer Fort- und Weiterbildungsmaßnahme zu motivieren. Aber es gibt die Kollegen, die aus ihrer derzeitigen Tätigkeit mehr machen möchten. Sie müssen nur die einzelnen Typen besser identifizieren (▶ Tab. 16).

Tab. 16: Kompetenzprofile von Mitarbeitern

Mitarbeitertyp	Möglichkeiten zur Weiterentwicklung
Pflegefachkraft mit Ziel »Leitung«	Wohnbereichsleitung, Pflegedienstleitung
Pflegefachraft mit Ziel »fachliche Vertiefung«	Wundmanager, Hygienebeauftragter, Qualitätsbeauftragter, gerontopsychiatrische Fachkraft, Fachkraft für Anästhesie und Intensivpflege, Fachtherapeut für Beatmung usw.
Pflegefachkraft mit erheblicher Prüfungsangst, aber großem Interesse an Weiterentwicklung	Fachweiterbildungen ohne Prüfung in allen Bereichen und/oder Seminar/Coaching zur Bewältigung von Prüfungsängsten
Pflegehilfskraft mit Motivation für das »Examen«	Berufsbegleitende Ausbildung zur Pflegefachkraft mit Aufstockung des bisherigen Nettolohns durch das Arbeitsamt
Pflegehilfskraft mit Prüfungsangst, aber großem Interesse an Weiterentwicklung	Fachweiterbildungen ohne Prüfung in allen Bereichen und/oder Seminar/Coaching zur Bewältigung von Prüfungsängsten

Bevor Sie nun aber blindlings einem Mitarbeiterwunsch folgen, müssen Sie Folgendes prüfen:

- Passt der Mitarbeiterwunsch auf das Anforderungsprofil des Pflegedienstes oder Pflegeheimes?
  Beispiel: Ein Mitarbeiter möchte unbedingt eine Weiterbildung zum Wundmanager machen. Der Pflegedienst, in dem er arbeitet, hat bislang nur einen Wundexperten – plant aber gerade eine Kooperation mit einer Klinik bezüglich der Wundversorgung nach Entlassung in Aussicht.
- Ist der Mitarbeiter intellektuell in der Lage, seinen Fort- und Weiterbildungswunsch erfolgreich umzusetzen?
  Beispiel: Eine Fachkraft hat mit Mühe im zweiten Anlauf ihr Examen bestanden und dafür sehr hart gearbeitet. Trotz des vorhandenen Willens hakt es auch bei der Pflegeprozessdokumentation. Diese Fachkraft hat sich nun in den Kopf gesetzt, die Fachweiterbildung zur gerontopsychiatrischen Fachkraft zu absolvieren.
- Erlauben es die derzeitigen Lebensumstände des Mitarbeiters, seinen Fort- und Weiterbildungswunsch erfolgreich umzusetzen?
  Beispiel: Eine Hilfskraft mit einer 0,75-Stelle möchte unbedingt auf eine volle Stelle gehen und dazu berufsbegleitend die Ausbildung zur Pflegefachkraft machen. Sie hat drei Kinder im Alter von 12, 9 und 7 Jahren und ist alleinerziehend. Die Großeltern sind zwar in der Nähe, aber nicht immer verfügbar. Der Vater der Kinder kümmert sich zwar gern, ist aber beruflich ständig auf Reisen quer durch Europa.
- Passt der Fort- und Weiterbildungswunsch in das Fähigkeitsprofil aller Mitarbeiter?
  Beispiel: Ein Mitarbeiter möchte Qualitätsbeauftragter werden. In der Pflegeeinrichtung gibt es aber bereits zwei Qualitätsbeauftragte. Diese teilen sich vor allem die Aufgaben der Umsetzung der nationalen Expertenstandards und unterstützen die PDL bei Pflegevisiten. Zudem pflegen sie das QM-Handbuch.

Wie die Beispiele schon zeigen, werden Sie gelegentlich nicht umhin kommen, Ihre Mitarbeiter mit Fortbildungswunsch auch mal zu enttäuschen. Aber es ist besser, einem Mitarbeiter ehrlich gegenüberzutreten – und ihm eine andere Perspektive aufzuzeigen. Im Übrigen kann es für eine Pflegedienstleitung hilfreich sein zu schauen, wie ein Mitarbeiter auf eine Enttäuschung reagiert. So lernt sie die Mitarbeiter in für diese kritischen emotionalen Situationen besser kennen. Und je besser die PDL Grenzbereiche der Mitarbeiter kennt, desto besser kann sie ihrer Führungsarbeit nachkommen.

Insgesamt hilft Ihnen eine Übersicht (▶ Tab. 16) dabei, jedem Mitarbeiter einen individuellen Entwicklungsweg aufzuzeigen. Außerdem verschaffen Sie sich bei diesem mitarbeiterindividuell bezogenen Vorgehen selber eine bessere Arbeitssituation. Denn das hier beschriebene Vorgehen erfordert eine ausführliche 4-Augen-Kommunikation mit dem Mitarbeiter. Unabhängig davon, ob Sie nun den Wunsch eines Mitarbeiters erfüllen können oder nicht, zeigt sie doch dem einzelnen Kollegen: »Sie interessiert sich wirklich für mich und hört mir zu.« Schließlich hat jeder Mensch hat das Bedürfnis, wahrgenommen zu werden. Im Kindesalter von Autoritäten wie Eltern, Lehrer usw., später eben auch von Kollegen, vor allem aber von Entscheidern – also Vorgesetzten.

Je mehr Sie also grundsätzliche Signale der individuellen Wahrnehmung aussenden, desto ruhiger werden Ihre Mitarbeiter. Und noch einen Vorteil gibt es für Sie: Je häufiger Sie sich in 4-Augen-Situationen mit Mitarbeitern befinden, desto besser lernen Sie diese kennen und können mögliche Verhaltensweisen besser voraussehen. Wissen ist nicht nur Macht, es kann auch ungemein beruhigen. Das belegt eine Definition von Angst: Angst kommt immer von Unwissenheit.[19]

3.6.3 Leistung muss sich auf dem Konto sichtbar machen – ein Win-Win-Prämienmodell

Es kommt immer wieder vor, dass sich Pflegedienstleitungen gern für ihre Mitarbeiter einsetzen würden, wenn es um die Bezahlung geht. Doch ohne Budgetverantwortung kann eine PDL zunächst wenig ausrichten. Wenn eine PDL ein solches Anliegen an die Geschäftsführung richtet, läuft das meistens so ab wie im folgenden Beispiel:

Beispiel **Ein Gefühl von Machtlosigkeit**

Pflegedienstleiter Lars Ulbrich ist bei seinen Mitarbeiten sehr beliebt, weil er sich oft für sie einsetzt und jeden Einzelnen fördert und unterstützt.
Nun wendet er sich mit dem Wunsch um eine 3-prozentige Lohnerhöhung an den Geschäftsführer. Lars Ulbrich bekommt einen Termin (ohne Angabe des Gesprächsgrundes) und beginnt das Gespräch gleich mit der offensiven Nachfrage nach mehr Gehalt. Fünf Minuten später verlässt er frustriert das Büro. »Es war ein schlechtes Jahr…«, sagte der Geschäftsführer.

In dieser Situation kommt bei einer Pflegedienstleitung schnell das Gefühl der Machtlosigkeit auf. Sie quält sich mit dem Dilemma aus hoher Verantwortung und hohen Erwartungen, aber ohne Budgetverantwortung. An der Situation an sich ist unmittelbar nichts zu ändern, aber möglicherweise gibt es doch einen zufriedenstellenden Ausweg: Wenn eine Pflegedienstleitung in der eben beschriebenen Situation

[19] https://www.wjd-zukunft-gestalten.de/uploads/media/quip_02_2012_-_Wladimir_Kaminer.pdf

zunächst einmal den Fokus auf ihr eigenes Vorgehen legt, fallen bei der kritischen Reflexion sofort drei Fehler ins Auge:

1. Der Geschäftsführer kannte den Gesprächsgrund nicht. Während der Pflegedienstleiter wahrscheinlich schon eine Woche über sein Anliegen nachgedacht hatte, ist der Geschäftsführer völlig überrumpelt.
2. Der Pflegedienstleiter rückt ohne Zögern mit seinem Anliegen heraus: Er erzeugt sofort Druck, denn der Geschäftsführer soll gefühlt 30 Sekunden nach Kenntnisnahme des Anliegens (Gehaltserhöhung für das Personal) eine positive Entscheidung fällen. Das kann nicht klappen. Viel eher ist der Geschäftsführer über das Vorgehen so verärgert, dass er schon aus reiner Sturheit ablehnt. Auch Führungskräfte der oberen Ebene sind beileibe nicht frei von Emotionen, die ihre Entscheidungen beeinflussen.
3. Der Pflegedienstleiter hat sich nicht vorbereitet. Er bringt keine Alternativen mit, ebenso wenig Berechnungen bzw. Argumente für den gegenseitigen Nutzen einer Gehaltserhöhung.

Wenn Sie als (ambulante) PDL erfolgreich für eine Gehaltserhöhung eintreten möchten, sollten Sie ein solches Gespräch gut vorbereiten. Die drei Fehler lassen sich erfolgreich vermeiden:

1. Nennen Sie den Gesprächsgrund. Damit Sie sich nicht gleich eine Absage einfangen, können Sie mit dem Anliegen »Ich möchte Ihnen ein Prämiensystem für die Mitarbeiter vorstellen, das dem Mitarbeiter nutzt, aber auch den Pflegedienst höhere Gewinne beschert.« So wird schon eher die Neugier in der Teppichetage geweckt.
2. Fehler 2 ist schon durch die Intervention 1 ausgebügelt: Der Geschäftsführer bekommt genug Zeit, um sich auf das Anliegen vorzubereiten. Nun beginnen Sie damit, ein positives Bild der Einrichtung zu zeichnen und die jüngsten Erfolge zu beschreiben. So laufen sich beide Gesprächspartner warm, durch Vokabeln wie z. B. »Erfolg«, »Wachstum«, »neue Erlöspotenziale« usw. bekommt auch der Geschäftsführer gleich ein gutes Gefühl. Somit ist ein gutes Gesprächsfundament für das eigentliche Anliegen gelegt.
3. Jetzt erst legen Sie belastbare Kalkulationen und eine knappe, aber aussagekräftige Präsentation vor. Ihre Ausführungen lassen Raum für weitere Lösungsmöglichkeiten als dem fixen Ziel »Plus 3 %«. Ein Geschäftsführer möchte sich in der Regel nicht über Probleme unterhalten, sondern über Lösungen. Und er schätzt es ebenso, dass eine Forderung auch gleich mit möglichen Lösungswegen garniert wird.

Eine Möglichkeit, die Leistung der Mitarbeiter zu honorieren und etwas Überzeugendes für den Vorgesetzten in der Tasche zu haben, ist ein Prämienmodell, das alle Akteure am Erfolg beteiligt. Mitarbeiter werden zu Mitunternehmern gemacht. Ein Prämienmodell klappt am ehesten im ambulanten Pflegedienst, da hier die Erlöspotenziale nicht gedeckelt sind wie im stationären Bereich. Hier lassen sich Prämienmodelle noch am ehesten bei der Einrichtungsleitung ansiedeln, wenn es um Belegung, Pflegegradmix und Krankheitsquoten geht.

Gerade Lohn- und Gehaltsforderungen sind heikel: Denn entweder haben Sie das Pech, dass Sie für ein ausschließlich renditeorientiertes Unternehmen arbeiten, wo es v. a. um kurzfristige Renditeziele für die Investoren geht. Oder Sie arbeiten für ein faires Unternehmen, das höhere Löhne (derzeit noch) nicht von den Kostenträgern refinanziert bekommt und sich tatsächlich aus wirtschaftlichen Gründen zurückhalten muss.

Das müssen Sie vorher unbedingt im Auge haben. Wenn Sie für ein ausschließlich renditeorientiertes Unternehmen arbeiten, sollten Sie mit der Gier der Geschäftsführung spielen: Sie müssen nur die Vorteile für die kurzfristige Renditeentwicklung herausstellen. Bei fairen Unternehmen kann sich Ihr Appell eher an die Vernunft richten und auf eine mittelfristig verbesserte Wettbewerbsfähigkeit abzielen. Vor allem das Thema »Gutes Personal halten und gewinnen« dürfte hier auf offene Ohren stoßen.

Ein »Win-Win«-Prämienmodell

Bei diesem Prämienmodell geht es darum, den Mitarbeitern einen realistischen und fairen Leistungsanreiz zu geben, um ihr Einkommen zu verbessern und im Kampf um Pflegekräfte die Nase vorn zu haben. Ebenso geht es z. B. für einen Pflegedienst darum, seine Gewinne zu optimieren – ohne natürlich die Schraube zu überdrehen. In der Praxis können mit diesem Modell tatsächlich noch brachliegende Gewinnpotenziale gehoben werden. Für die Mitarbeiter bietet ein solches Modell die Chance, ihr Einkommen zumindest teilweise selber zu beeinflussen.

Die Pflegedienstleitung wiederum könnte von sinkenden Krankheitsraten profitieren. Denn leistungsbereite Mitarbeiter, die genug Eigenverantwortung aufbringen, sind mit so einem Modell durchaus zufrieden und fallen seltener aus.

So kann das Modell funktionieren

Führungskräfte und Inhaber privater Pflegedienste beklagen nicht zu Unrecht, dass sie mit den Tariflöhnen der frei-gemeinnützigen Träger nicht mithalten können. Doch die fehlende Tarifbindung kann einem privaten Pflegedienst auch in die Karten spielen. Denn es können Lohnmodelle ersonnen und umgesetzt werden, die sich lediglich im Rahmen geltender Gesetze bewegen – aber frei von einem engen Tarifkorsett sind.

Der Ausgangsgedanke für ein attraktives Prämienmodell als verlässliches Zubrot zum Grundlohn ist immer die Arbeitsproduktivität. Wenn sowohl die Produktivstunden der Mitarbeiter (die Zeit beim Patienten, in der abrechenbare Leistungen erbracht werden sowie die Fahrzeiten dazwischen) als auch der Erlös je Produktivstunde gesteigert werden können, hat der Pflegedienst wirtschaftlichen Erfolg.

Info
Es gibt zwei Wege, die Produktivstunde zu definieren: Entweder Pflege + Fahrtzeit oder nur Pflege. Ich habe mich hier für Ersteres entschieden, weil es das Beispiel klarer macht.

Die Mitarbeiter zu beteiligen, führt zu erhöhter Arbeitszufriedenheit und einer höheren Identifikation. Was an dieser Stelle sehr neoliberal klingt und ethische Fragen aufwirft, ist bei genauerer Betrachtung aber nicht so. Denn auch die ethische Sicht kommt nicht zu kurz: Weil nämlich die Arbeitsproduktivität Grenzen hat, die berücksichtigt werden müssen! Hierzu zwei Argumente:

1. Mehr als 110 Stunden im Monat, die etwa eine Fachkraft beim Patienten und im Auto verbringt, sind kaum drin. Dazu kommen ja noch Rüstzeiten, Zeiten für die Teambesprechungen und einige Stunden für die Arbeiten rund um den dokumentierten Pflegeprozess. Wenn diese Arbeit nicht gewissenhaft durchgeführt wird, rächt sich das bei Höherstufungsanträgen, MDK-Prüfungen und schlimmstenfalls sogar bei Haftungsprozessen. Genau das fällt aber nachher auf die PDL zurück!
2. Ebenfalls begrenzt ist das Potenzial bei den Erlösen je Produktivstunden. Im Frühdienst wird es z. B. kaum möglich sein, binnen einer Stunde (bei guter Tourenplanung) zwei Patienten zu waschen, anzuziehen, die Inkontinenzversorgung durchzuführen, sie in die Küche oder das Wohnzimmer zu transferieren – und dann noch die Medikamente zu verabreichen, ohne dass es zu massiven Qualitätsverlusten kommt.

Anders herum wird so manche Pflegedienstleitung glücklich sein, wenn die Mitarbeiter auch nur ansatzweise an dieses Niveau herankommen. Genau hier greift ein Prämienmodell, das zu einer Win-Win-Situation für beide Seiten führt. Es ist doch unbestritten, dass es viele Mitarbeiter gibt, die ordentliche Arbeit verrichten und zuverlässig sind. Aber sind diese Mitarbeiter auch so aufmerksam, keine Blindleistungen (Leistungen, die vom Mitarbeiter erbracht werden – aber nicht abgerechnet werden) zu erbringen, Höherstufungspotenziale zu erkennen sowie (erhöhten) Behandlungspflegebedarf zu identifizieren und das alles an die Pflegedienstleitung weiterzugeben?

Wie Sie als Pflegedienstleitung ein solches Modell für Ihre eigenen Vorgesetzten anschaulich machen können, zeigt Ihnen das nachfolgende Fallbeispiel:

Beispiel **Vorher-Nachher-Situation bezogen auf ein Prämienmodell**

Die PDL des Pflegedienstes Brennnesselblüte überlegt, wie sie zum einen den wirtschaftlichen Erfolg verbessern und gleichzeitig etwas für die Mitarbeiterbindung tun kann. Sie möchte den Träger, dem auch drei Altenheime und zwei Tagespflegeeinrichtungen gehören, davon überzeugen, die Mitarbeiter etwas höher zu entlohnen. Hintergrund ist, dass zuletzt drei gute Fachkräfte zu einem anderen tarifgebundenen Pflegedienst wechselten.
Die durchschnittliche Lohnsituation und die durchschnittliche Arbeitsproduktivität einer Vollzeitfachkraft stellt sich derzeit so dar:

- Durchschnitts-Grundlohn: 2.700 Euro (Arbeitnehmerbrutto)
- Durchschnittliche Länge + Umsatz der Touren: 6 Stunden/300 Euro/Erlös je Produktivstunde: 50 Euro
- Durchschnittlicher Gewinn je Tour/Produktivstunde: 15 Euro/2,50 Euro

Die PDL hat den Eindruck, dass das Ergebnis je Tour verbessert werden kann. Bei einer Teamsitzung berichten Mitarbeiter, dass zum einen eine Menge Blindleistungen erbracht werden und zum anderen Höherstufungs- sowie SGB V-Potenziale bestehen.
Die PDL überlegt sich ein Prämienmodell: An jedem Euro, den der Erlös je Produktivstunde steigt, werden die Mitarbeiter mit 20 Prozent beteiligt.
Steigt bei einer Fachkraft der Erlös je Produktivstunde von 50 auf 57 Euro, steigt bei 110 Produktivstunden der Erlös insgesamt um 770 Euro. Das bedeutet für den Mitarbeiter ein Lohnplus von 154 Euro im Monat.

Ganz wichtig ist in so einem Modell, dass der Basiswert definiert wird: Also bei welchem Wert liegt der Mindestsatz für eine Produktivstunde? Im obigen Beispiel sind das 50 Euro bei 110 Euro. Das führt zu einem Zielumsatz von 5.500 Euro. Um Monat für Monat die Prämie zu berechnen, muss man also immer vom Basiswert ausgehen. Zur besseren Verständlichkeit hier ein Beispiel (▶ Tab. 17):

Tab. 17: Entwicklung der Monatsprämie im Win-Win-Prämienmodell

Monat, Basiswert und Zielumsatz	Erreichter Wert	Erreichter Umsatz	Umsatz-steigerung	Monatsprämie für MA
Sept.: 50 € /110 = 5.500 €	57 € x 110 Std.	6.270 €	+ 770 €	154,00 €
Okt.: 50 € / 110 = 5.500 €	55 € x 112 Std.	6.160 €	+ 660 €	132,00 €
Nov.: 50 € / 110 = 5.500 €	56 € x 109 Std.	6.104 €	+ 604 €	120,80 €
Dez.: 50 € /110 = 5.500 €	53 € x 108 Std.	5.724 €	+ 224 €	44,80 €

So nebenbei ist ersichtlich, dass es zwingend notwendig ist, die Produktivstunden und den Erlös je Produktivstunde gemeinsam zu betrachten und niemals solitär!

Fazit **Ein Ausweis Ihrer Kompetenz**

Wenn Sie als Pflegedienstleitung ein solches Modell ausgearbeitet haben, werden Sie bei Ihren Vorgesetzen auf jeden Fall ungeteilte Aufmerksamkeit erzeugen. Zum einen überzeugen Sie mit Kompetenz und zum anderen zeigen Sie Ihre lösungsorientierte Einstellung zu Sachfragen. So verschaffen Sie sich einen guten Stand bei den Vorgesetzten. Selbst wenn Ihr Ansinnen an dieser Stelle scheitert, dürften Ihre Vorgesetzten trotzdem beim nächsten Anliegen genauer zuhören.

Sie müssen Ihre Kollegen mitnehmen

Neben der Erläuterung des Prämienmodells an Ihre Vorgesetzten müssen natürlich auch Ihre Mitarbeiter das System verstehen. Gerade dann, wenn es einen Betriebsrat gibt, muss Ihre Erläuterung besonders überzeugend sein, weil der Betriebsrat hier ein Mitbestimmungsrecht hat. Damit dieses Gremium überzeugen Sie, wenn Sie glaubhaft machen können, dass alle Mitarbeiter ihr Gehalt dank einer Prämie entsprechend nach oben entwickeln können. Deshalb müssen Sie die folgenden Schulungen gründlich planen und in Ruhe durchführen:

- SGB XI-Leistungssystem (»LK-System«),
- HKP-Richtlinie,
- Vergleich der Leistungen der HKP-Richtlinie mit relevanten Diagnosen,
- (neues) Begutachtungsinstrument.

Sie müssen Ihren Mitarbeitern aber auch klarmachen, dass Sie keine »Rennpflege« anzielen. Zudem darf keine Leistung angeboten werden, die der Patient nicht braucht. Aber wenn das System richtig läuft, dürfte diese Gefahr nicht bestehen: Sind die Touren richtig lukrativ, will kein Mitarbeiter »seine« Touren verlieren, weil sich etwa Beschwerden über die Pflege oder über eine gewisse Penetranz beim Verkauf von Leistungen häufen.

In Zeiten von Personalmangel und starker Wirtschaftlichkeitsorientierung ist ein solches Prämienmodell eine Möglichkeit, die Mitarbeiterbindung zu verbessern. Das Modell mag auf den ersten Blick etwas komplex wirken, ist aber im Prinzip ganz einfach und gut umsetzbar, wenn die Pflegedienst-Software zu 100 Prozent gewissenhaft geführt und gefüttert ist.

3.6.4 Budgetverantwortung für die PDL

Der Gegensatz »Anforderungen vs. Möglichkeiten der PDL« zeigt sich nirgends so krass, wie bei Pflegedienstleitungen, die keinerlei Budgetverantwortung haben. So wird in der Regel von einer stationären Pflegedienstleitung Folgendes verlangt:

- Unter 5 Prozent Krankheitsquote,
- unter 5 Prozent Überstunden (gemessen an der zur Verfügung stehenden Brutto-Arbeitszeit),
- 0 Prozent Überschreiten der vereinbarten Personalmenge in Verbindung mit der jeweiligen Pflegegrad-Verteilung,
- Pflegegrad-Mix 3,7,
- MDK-Prüfung ohne Maßnahmen der Pflegekassen,
- keine Empfehlungen nach Heimaufsichts-Begehungen.

Im Gegensatz dazu wird der stationären PDL aber Zeitarbeit verwehrt, weil sie keine Budgetverantwortung hat. Ebenso wird ihr gesagt, dass der Fort-und Weiterbildungsetat bei 2.000 Euro im nächsten Jahr liegt und natürlich Investitionen ab 200 Euro bei der Zentrale zu beantragen sind. Hinzu kommen Gehälter, die unter denen der lokalen und regionalen Mitbewerber liegen; Teams, deren Qualifikationen nur bedingt auf die Bewohneranforderungen passen und ein Altersdurchschnitt jenseits der 50 Jahre.

Man muss kein Abitur haben, um das bestehende Missverhältnis zu erkennen. Genauso aber präsentiert sich häufig die Ausgangslage für eine stationäre PDL. Die Ziele können aufgrund der Rahmenbedingungen kaum erreicht werden. Im ambulanten Bereich kommt für viele PDL'er noch die Kirsche auf die Torte: »BWL-Ziele« und zwingt die ambulante PDL dazu, (überzogene) Renditeziele zu erreichen. Ihre Ressourcen sind auch hier – wie bei den stationären PDL-Kollegen – Null. Dieses Missverhältnis kann nur begradigt werden, wenn die PDL Budgetverantwortung erhält.

In größeren Einrichtungen bzw. bei Anbietern mit mehreren Standorten kann man den Pflegedienstleitungen schon heute mühelos Budgetverantwortung übertragen. So hätten die Pflegedienstleitungen vor Ort ganz andere Möglichkeiten, eine höhere Mitarbeiterzufriedenheit über die Entlohnung zu erreichen.

Ein solches Modell wäre nur gerecht: Schließlich ist die Pflegedienstleitung einerseits voll verantwortlich dafür, Schaden vom Patienten/Bewohner fernzuhalten, Arbeitszeitgesetze und Arbeitsschutzregeln einzuhalten und hat im ambulanten Bereich obendrein oft auch die Verantwortung für von Umsatz- und Gewinnentwicklung. Wer diese Verantwortung tragen muss, muss auch entsprechende Befugnisse erhalten. Ansonsten wirkt es in etwa so, als solle ein Maurer aus Pressspan-Platten einen raketensicheren Luftschutzbunker bauen.

Wie es gehen könnte, zeigt das nachstehende Beispiel:

Beispiel **Das eigene Personalbudget**

Der Altenpflegeträger »St. Millerntor« betreibt drei Pflegeheime und fünf ambulante Pflegedienste. Der Personalkostenanteil an den Gesamtkosten beträgt in den stationären Einrichtungen 65 Prozent, in den fünf Pflegediensten 80 Prozent. Der Gewinn vor Steuern beträgt in den drei Heimen jeweils 150.000 Euro, in den fünf Pflegediensten im Schnitt 180.000 Euro.
Alle acht Standortleitungen, die gleichzeitig PDL sind, erhalten ein eigenes Personalbudget. Einzige Vorgabe: Die Gewinnziele müssen erreicht werden. Bei Übererfüllung der Gewinnziele erhalten die Standortleitungen ein anteilig nach oben angepasstes Budget. Mit diesem Budget können die Standortleitungen zum Beispiel in Mitarbeiterfortbildungen oder in die Infrastruktur investieren – kurzum, in alle Dinge, die das Arbeiten für die Leitungen und die Mitarbeiter angenehmer machen. Das wiederum kann zu einem ordentlichen Motivationsschub im jeweiligen Team führen – und fällt natürlich wieder positiv auf die Standortleitung zurück. So kann es sogar zu einer Aufwärtsspirale kommen!

Diese Voraussetzungen brauchen Sie als PDL

Eine Budgetverantwortung löst endlich den Widerspruch aus Verantwortung und Anspruch gegenüber der PDL sowie deren fehlenden Entscheidungskompetenzen, um die Ansprüche von »oben« zu erfüllen. Andersherum entsteht aber hier für die PDL möglicherweise eine erhebliche Anforderung, die eigenen Kompetenzen weiterzuentwickeln. Denn wenn Sie als PDL die Budgetverantwortung erhalten, müssen Sie sämtliche Wirkungsweisen der betriebswirtschaftlichen Prozesse in Ihrem Verantwortungsbereich kennen.

Nun sind gerade erfahrene Pflegedienstleitungen nicht immer BWL-affin, weil sie damals bewusst eine pflegerische Ausbildung und keine kaufmännische Lehre absolviert haben. Zudem waren die BWL-Anforderungen an (ambulante) Pflegedienstleitungen bis vor etwa 10–15 Jahren noch nicht so hoch wie heute und wohl auch in der Zukunft. Im Krankenhausbereich hat man das seit 20 Jahren anders gelöst: Hier wurden eigens FH-Studiengänge eingerichtet, um Krankenhaus-Controller auszubilden. Das hat aber den Nachteil, dass man die Krankenhaus-PDL bewusst von BWL-Wissen fernhalten kann. Das liegt auch eher im Interesse der Krankenhausbetreiber als im Interesse der Krankenhaus-PDL'er.

In unserer Branche sind die Strukturen aber anders. Hier sitzen Sie als PDL an wesentlichen Schalthebeln für den wirtschaftlichen Erfolg einer Einrichtung bzw. eines Pflegedienstes. Nur dank Ihrer pflegerischen Expertise gibt es überhaupt eine Chance auf wirtschaftlichen Erfolg. Die zwischenmenschliche Expertise in Hinblick auf Menschenführung will ich noch gar nicht mal erwähnen.

Info

Eine Pflegedienstleitung in der Altenhilfe braucht eine grundständige Weiterbildung im betriebswirtschaftlichen Bereich. Meine Erfahrung zeigt, dass nahezu alle altgedienten Pflegedienstleitungen – die schon 20–30 Jahre im Job sind – ein großes Interesse daran zeigen und die Zeichen der Zeit schon lange verstanden haben.

Die nachstehende Übersicht (▶Tab. 18) zeigt, welche Kompetenzen eine stationäre bzw. eine ambulante Pflegedienstleitung erwerben bzw. ausbauen sollte, um mit einem angemessenen Budget ihren Verantwortungsbereich erfolgreich gestalten zu können.

Tab. 18: Nötige BWL-Kompetenzen für Pflegedienstleitungen (Beispiele)

Ambulante PDL	Stationäre PDL
• Berechnung von Vollkostensätzen/Stunde gesamt und je Qualifikation sowie Leistungsbereich • Berechnung von Umsatzkennzahlen (je Stunde, je Mitarbeiter, je Leistungsbereich) • Ermitteln individueller Umsatzpotenziale je Patient • Kalkulieren von gewinnbringenden Einsätzen • Einschätzung von Umsatzstrukturen im Vergleich zu bestehenden Vergütungsvereinbarungen • Durchführen von Umsatzanalysen • Ermittlung und Einschätzung von Dienst- und Tourenplankennzahlen	• Zusammensetzung der Heimkosten je Pflegegrad • Zusammensetzung des verhandelten Personalschlüssels • Konsequenzen bei Überschreitung vereinbarter Personalmengen im jeweiligen Pflegegrad-Mix • Gewinn je Pflegegrad • Dienstplankennzahlen • Folgekosten ungenügenden Pflegeradmanagements

Um diese Kenntnisse zu erwerben bzw. vorhandene Kenntnisse zu vertiefen, gibt es mittlerweile reichhaltige Fortbildungsangebote. Es gibt schließlich auch eine Fülle von Anforderungen:

- Alle Ziele, die eine Pflegedienstleitung zur Erfüllung vorgegebener betriebswirtschaftlicher, personeller und qualitativer vorgegeben werden, muss sie sich erklären lassen.
- Die Vorgesetzten müssen einen realistischen Weg aufzeigen, wie diese Ziele auch zu erreichen sind.
- Zur Erreichung der Ziele braucht eine Pflegedienstleitung monatliche Sitzungen, in denen die Zielerreichung immer wieder thematisiert wird.
- Die PDL braucht einen Budgetrahmen, den sie selber verantworten kann.

Wenn es keine volle Budgetverantwortung gibt

Was vordergründig schlecht klingt, ist für eine PDL eine gute Option. Möglicherweise ist es auch in manchen Fällen für eine PDL einfach zu viel verlangt, ein komplettes Jahresbudget eigenverantwortlich zu steuern. Es gibt aber kleinere Möglichkeiten, die ein Träger einer PDL bieten kann, z. B.:

- Fortbildungsbudget
  Beispiel: Eine Pflegedienstleitung bekommt fürs Jahr ein Fortbildungsbudget in Höhe von 15.000 Euro, über das sie frei verfügen darf. Die Kosten für die Mitarbeiterstunden sind nicht inkludiert. Hier muss die PDL selbst mit den Mitarbeitern verhandeln bzw. versuchen, die Mitarbeiterstunden für Fort- und Weiterbildung so zu planen, dass es keine Einschränkungen in der pflegerischen Versorgung und den Abarbeiten vereinbarter Aufträge (nur ambulant) kommt.
- Budget für Extra-Prämien
  Beispiel: Eine Pflegedienstleitung bekommt fürs Jahr für jede Vollzeitstelle ein Prämienbudget von 1.000 Euro. Es steht der PDL frei, ob und wie sie diese Prämien zur Mitarbeitermotivation bzw. -belohnung nutzt.
- Arbeitsvertraglich vereinbarte Budgetfreigabe
  Beispiel 1: Eine PDL bekommt im Arbeitsvertrag ein frei verfügbares Jahresbudget von 15.000 Euro festgeschrieben.
  Beispiel 2: Eine PDL bekommt arbeitsvertraglich zugesichert, dass sie über Investitionen bis zu 1.000 Euro alleinverantwortlich entscheiden darf (Limit pro Jahr 20.000 Euro).

Allein diese Möglichkeiten bieten einer Pflegedienstleitung wesentlich mehr Spielraum, als wenn sie keinerlei Budgetverantwortung hat. Im Prinzip wird eine Pflegedienstleitung – egal, ob sie stationär oder ambulant tätig ist – immer mehr zum zahnlosen Tiger werden, wenn sie keinerlei Verfügungsgewalt über ein Budget hat. Eine PDL, die zwar die Fortbildungswünsche ihrer Mitarbeiter ernst nimmt und für sinnvoll erachtet, verliert irgendwann das Team, wenn die Budgetverantwortung ein bis drei Etagen höher angesiedelt ist. Sie wird vom Team mehr und mehr als machtlos wahrgenommen und büßt irgendwann teilweise oder ganz ihre Autorität ein. Nur wenige Pflegedienstleitungen verfügen über die innere Kraft und auch die Persönlichkeit, solche Widrigkeiten zu überwinden.

Fazit **Eine Budgetverantwortung ist unverzichtbar**

Je höher die Ansprüche an eine PDL werden, desto klarer muss die Forderung nach einer Budgetverantwortung für diese Position gestellt werden. Ansonsten wird es immer mehr PDL'er geben, die ihren Job aufgeben. Das können wir uns einfach nicht leisten.

3.6.5 Vom Umgang mit Kranken- und Pflegekassen

Aus einem der Interviews (▶ Kap. 2.5) wurde deutlich, wie belastend es für manche Pflegedienstleitungen ist, sich ständig mit Krankenkassen-Mitarbeitern wegen abgelehnten SGB V-Verordnungen zu streiten und sich jährlich wiederkehrend mit zum Teil praxisfernen Anforderungen der MDK-Prüfer auseinandersetzen zu müssen. Beides sind Bereiche, die eine PDL im Alltag zermürben können. Beide haben – unabhängig voneinander – eine Langzeitwirkung auf den Arbeitsalltag einer PDL haben: Zunächst abgelehnte Kostenübernahmen von SGB V-Verordnungen führen zunächst zu einem betriebswirtschaftlichen Schaden eines ambulanten Pflegedienstes. Hierzu ein Beispiel:

Beispiel **Kampf um Kostenübernahme**

Die junge und engagierte PDL Sarah Peters hat vor acht Monaten ihre Stelle im Pflegedienst Schwarze Rose angetreten. Das Inhaber-Ehepaar ist sehr zufrieden mit ihrer Arbeit. Der Übergang von der alten, in Rente gegangenen PDL zu Sarah Peters hat sehr gut funktioniert.
Ärgerlich ist nur, dass sich seit etwa acht Monaten die Ablehnungsquote der Kostenübernahme für SGB V-Verordnungen signifikant erhöht. Immer wieder muss Sarah Petes mit den Sachbearbeitern der Kassen kämpfen, um die Kostenübernahme doch durchzubekommen. Als sie das Inhaber-Ehepaar darauf anspricht, bekommt sie zur Antwort *»die gute Alte hatte die Krankenkassen-Typen immer gut im Griff – die hat sich kein X für ein U vormachen lassen. Sie sollten das auch so handhaben – wenn Sie hingegen angreifbar und verletzlich wirken, nutzen die von den Kassen das schamlos aus. Da gibt's keinen Welpenschutz«.*

Insgesamt ist der Pflegedienst so bei 3.000 Leistungen mit einer Gesamtdauer von 600 Arbeitsstunden in Vorleistung gegangen. Das betraf immer das Datum der Ablehnung bis zum Datum der Rücknahme der Ablehnung. Die hierfür angefallenen 200 Arbeitsstunden kosten insgesamt 27.000 Euro, die durch die Ablehnungen nicht zwischenfinanziert waren und auf die Liquidität drücken.
Der Pflegedienst schleppt also immer ein Zwischenfinanzierungsproblem mit sich herum.

Eine noch schlimmere Langzeitwirkung haben die MDK-Qualitätsprüfungen. Da überwiegend die »schriftstellerischen« Fähigkeiten der Pflegeeinrichtungen überprüft werden, haben ambulante und stationäre Pflegedienstleitungen immer die Erfordernis im Nacken, dass die Pflegeprozessdokumentationen der Patienten bzw. Bewohner lückenlos und im Sinne der MDK-Prüfer geführt sind. Oftmals gehen die Anforderungen an die Schreibarbeiten deutlich über das hinaus, was haftungsrechtlich aus Sicht der zugelassenen Pflegeeinrichtungen sinnvoll wäre. Diese Angst, die sich bei der PDL aufbaut, entlädt sich als Druck auf die Pflegefachkräfte – was wiederum dem Betriebsklima und dem Verhältnis der Pflegedienstleitung zu ihren Mitarbeitern nicht zuträglich ist. Auch hierzu ein Beispiel:

Beispiel **Der MDK treibt in die Verzweiflung**

In den letzten zwei MDK-Prüfungen kam das gleiche Prüfteam ins Pflegeheim »Haus am Wald«. Selbst der erfahrene Pflegedienstleiter Klaus Ottens ist der Verzweiflung nahe: Die Prüfer verlangen eine haarkleine Detailbeschreibung von Transfers, Lagerungen, Toilettengängen und Essenseingaben. Das absolute Steckenpferd ist aber die Feststellung des Inkontinenzprofils bei hochgradig demenzkranken Heimbewohnern.
Obwohl sich die Mitarbeiter alle Mühe bei den Pflegeplanungen geben, hagelt es im Anschluss an die Prüfungen Maßnahmen zur Qualitätsverbesserung. Auch ein Einspruch mit ausführlicher Begründung bei der Pflegekasse bleibt folgenlos. Denn die Prüfer, die auch in der Einrichtung waren, bearbeiten natürlich auch den Widerspruch.
Selbst beim Träger der Einrichtung breitet sich langsam Verzweiflung aus – und der Pflegedienstleiter hat immer weniger Möglichkeiten, die zunehmend demotivierten Pflegefachkräfte zum umfangreichen Führen der Pflegedokumentationen zu bewegen.

Die gute Nachricht: Um solche Langzeitwirkungen abzumildern, kann jede Pflegedienstleitung präventiv arbeiten und sich damit langfristig etwas Ruhe vor Krankenkassen und MDK-Prüfungen verschaffen.

So gehen Sie mit Sachbearbeitern der Krankenkasse um

In der Praxis ist es nicht selten, dass sich erfahrene ambulante Pflegedienstleitungen ihre Sachbearbeiter bei den Krankenkassen »erziehen«. Oft hat man den Eindruck, die Sachbearbeiter versuchen es nach dem Motto: »von 10 rechtswidrigen Ablehnungen bekommen wir immerhin 5 Stück durch!« Vor allem PDL-Novizen fallen dieser mutmaßlichen Taktik immer wieder zum Opfer. Aber zum Glück kann auch eine »frische« PDL dafür sorgen, dass die entsprechenden Sachbearbeiter auf Granit beißen.

Wichtig ist, dass die Pflegedienstleitung immer dafür sorgt, dass alle formellen Anforderungen an eine Verordnung zur Häuslichen Krankenpflege sowie alle formalem Vorgaben an den Prozess der Beantragung der Kostenübernahme erfüllt sind. Das gelingt mit einer einfachen (▶ Tab. 19) Checkliste.

Tab. 19: Checkliste für die Krankenkasse: Formalien, die bei der Beantragung der Kostenübernahme von Leistungen nach § 37 SGB V erfüllt sein müssen

Checkliste	
Die Verordnung ist korrekt ausgefüllt.	☐
Die verordnungsrelevante Diagnose ist angegeben und begründet, dass der Versicherte die Verrichtung nicht selbständig durchführen kann.	☐
Das Feld »Einschränkungen, die Häusliche Krankenpflege erforderlich machen« ist mit ergänzenden Informationen versehen, die eine Übernahme der Leistung durch Dritte erforderlich machen.	☐
Lebt eine Person mit im Haushalt und kann die Verrichtung nicht übernehmen, trägt der Arzt das entsprechend auf der Verordnung ein.	☐
Die Verordnung liegt drei Tage nach Ausstellung bei der Kasse vor.	☐

Sind alle Formalien erfüllt, hat der Sachbearbeiter kein Recht, die Verordnung abzulehnen. Das begründet sich aus dem § 6 Abs. 1 der Richtlinie zur Häuslichen Krankenpflege. Denn das Genehmigungsverfahren prüft nicht die Tätigkeit des ambulanten Pflegedienstes, sondern das ärztliche Handeln. Daraus ergibt sich schon, dass nicht die Sachbearbeiter der Krankenkassen die Genehmigung bzw. Prüfung vornehmen, sondern nur der MDK.[20]

Mit der Checkliste und der Argumentation aus der Richtlinie zur Häuslichen Krankenpflege heraus können Sie als PDL einem allzu forschen Sachbearbeiter der Krankenkasse den Wind aus den Segeln nehmen. Entscheidend ist aber etwas ganz anderes:

[20] Ronald R (2018): Behandlungspflege 2018/19: Kommentar und 60 Praxisfälle zu § 37 SGB V. Vincentz Network, Hannover, S. 51

Sie bauen Gegendruck auf, sodass der Kassenmitarbeiter merkt, dass er hier nicht weiterkommt. In der Regel fügt er sich dann.

Eine weitere Möglichkeit ist es, wenn Sie – am besten gemeinsam mit dem Träger bzw. dem nächsthöheren Vorgesetzten und mit juristischer Hilfe – die häufigsten Ablehnungsgründe sammeln und hierzu Musterwidersprüche für die Patienten vorformulieren. Denn mögliche Widersprüche gegen Ablehnungsbescheide müssen schlussendlich von den Versicherten selbst erhoben werden. Die Muster-Widersprüche können Sie in Form einer Patientenberatung nutzen und den Patienten bzw. seinen Bevollmächtigten zur weiteren Verwendung aushändigen. Auch hier gilt: Je mehr Gegendruck Sie gegen rechtswidrige Machenschaften der Krankenkassen aufbauen, umso schneller bekommt der Patient auch sein Recht.

So gehen Sie mit MDK-Prüfern um

So manche Pflegedienstleitung ist kampferprobt in der Auseinandersetzung mit MDK-Prüfern, wenn es um QM-Dokumente und um Formulierungen bzw. »Mängel« in der Pflegeprozessdokumentation geht. Eines vorweg: Bei den MDK-Prüfern gibt es wie überall eine große Bandbreite aus Prüfern, die sehr kompetent, praxisnah und hilfsbereit sind – und eben verbohrten Bürokraten, die von der Praxis so weit entfernt sind wie die Erde vom Saturn. Und um letztere soll es hier auch gehen.

Wer vernünftige Prüfer im Hause hat, kann sogar von ihnen profitieren, da diese sehr viele Einrichtungen gesehen haben und oft gute »best practice-Tipps« parat haben, die sogar funktionieren.

Mit verbohrten und verbissenen Theoretikern hingegen sollten Sie entsprechend umgehen und diese mit den eigenen Waffen schlagen. Diese sieben Regeln helfen immer im Umgang mit dieser Spezies von Prüfern:

1. Organisieren Sie sich Namen und Telefonnummer des Mitarbeiters aus dem Landesverband der Pflegekassen, die den Prüfauftrag erteilt hat.
2. Führen Sie selbst oder eine Pflege- bzw. Verwaltungskraft ein minutiöses Protokoll über die Prüfung. Es kann auch ein Diktiergerät mitlaufen.
3. »Wo steht das?« – Diese Standardfrage stellen Sie immer dann, wenn die Prüfer z. B. Unterlagen der Pflegeeinrichtung als »nicht ausreichend« bemängeln.
4. »Wo steht das?« – Diese Frage stellen Sie auch dann, wenn die Prüfer über die Angaben in der Erläuterung zur Prüffrage hinausgehen. Lassen Sie sich Belegstellen zeigen: Gesetze, Urteile oder aktuelle Fachliteratur. Aber es gilt jedes Mal: Geben Sie sich erst zufrieden, wenn die Prüfer einen stichhaltigen Beweis für ihre Behauptung vorlegen können
5. Die Punkte 3 und 4 gelten ebenso bei der Prüfung der Pflegeprozessdokumentation.

6. Lassen Sie sich niemals vom MDK-Prüfer aus dem Zimmer (stationär) oder der Wohnung (Ambulant) des Versicherten werfen. Es sei denn, der Versicherte bzw. sein Bevollmächtigter wünscht ausdrücklich ein Gespräch mit dem Prüfer ohne Anwesenheit eines Einrichtungsvertreters.
7. Rufen Sie sofort beim zuständigen Mitarbeiter der Landesverbände der Pflegekassen an, wenn es zu Konflikten kommt, weil die Prüfer ihren Willen durchsetzen wollen. Schildern Sie die akute Konfliktsituation und protokollieren Sie dieses Gespräch.

MDK-Prüfer werden sich zweimal überlegen, ob sie es wirklich darauf ankommen lassen, ihr Fehlverhalten so lückenlos dokumentiert zu sehen. Denn diesen Prüfern ist auch klar, dass ihr Auftraggeber (die Landesverbände der Pflegekassen) einen von der Pflegeeinrichtung angestrengten Prozess vor dem Sozialgericht wahrscheinlich krachend verlieren würde.

Fazit **Gegendruck aufbauen**

Gegendruck ist gut. Natürlich muss Ihr Handeln stets auf belegbaren Fakten basieren. Mit bloßen Behauptungen oder haltlosen Vermutungen verlieren Sie hier.

3.7 Die Mitarbeiterpflege

Zum aktuellen Anforderungsprofil der Pflegedienstleitung gehört es – neben dem Erwerb immer höherer BWL-Kompetenzen – auch immer mehr wie ein Coach zu agieren. Das liegt daran, dass die Befindlichkeiten des Einzelnen immer mehr in den Vordergrund rücken. Nicht selten sprechen Pflegedienstleitungen davon »zunächst einmal mit den wachsenden Befindlichkeiten der Mitarbeiter« umgehen zu können. Offenbar haben die Empfindlichkeiten in den letzten Jahren erheblich zugenommen. Interessant ist in diesem Zusammenhang eine Aussage des Komikers und Regisseurs Terry Gilliam, Mitglied der britischen Komikertruppe »Monty Python«. Auf die Frage eines Journalisten, ob man heute (2020) noch Filme wie »Das Leben des Bryan« machen könne, antwortete Gilliam sinngemäß, dass man solche Filme sogar heute machen müsste, da er für überhöhte Empfindlichkeiten nichts übrig habe. Leute seien schon immer mal verärgert oder beleidigt gewesen. Es sei doch kein Problem, diese Gefühle gelegentlich zu haben.[21]

[21] Fränkischer Tag, 21./22.November 2020, Seite 32

Nun können Sie als PDL nichts an gesellschaftlichen und sozialen Entwicklungen ändern, die offenbar zu erhöhter Empfindlichkeit vieler Menschen geführt haben[22]. Sie können den Zustand nur akzeptieren und damit leben. Zum Glück hat sich auch die Welt im Bereich des Coachings und der Kommunikation weiterentwickelt, sodass es mittlerweile die eine oder andere Methode gibt, die eine Führungskraft anwenden kann, um mit diesem Phänomen umzugehen. Unbestritten ist das anstrengend und macht Ihren Job nochmals schwerer. Es ist auch nicht absehbar, dass sich die Situation bessert. Aber zu den Forderungen, um dieser Situation gerecht zu werden, kommen wir an späterer Stelle in diesem Buch in Kapitel 4.

Jetzt geht es darum, Ihnen etwas Handwerkszeug zu geben, um Mitarbeiter zu unterstützen, ihre Befindlichkeiten aufzufangen und sie so zu führen, dass es dem Unternehmen, den Patienten/Bewohnern, aber auch für den Mitarbeitern selbst nutzt.

3.7.1 Mitarbeitergespräche im Sinne von NLP[23]

Um sich einer wirksamen Methode wie der Neurolinguistischen Programmierung (NLP) zu nähern, lohnt es sich, den Weg des »Eisberg-Phänomens« zu nehmen. Ziel ist es, gerade die emotionalen Befindlichkeiten des Mitarbeiters aufzufangen und ihm einen Weg aus dem Problem zu zeigen.

Beim Umgang mit dem Eisberg-Phänomen geht es darum, dass Sie die wahren Motive von Mitarbeitern ergründen, die zu destruktiven Verhaltensweisen wie Krankmeldungen und/oder sozialem Rückzug aus dem Team oder auch zu Leistungsabfall führen. Oft sind es ganz andere Motive, als Sie vielleicht vermuten. Zunächst aber sind diese Symptome, die Ihnen den Arbeitsalltag erheblich erschweren können. Ziel ist es, Ihre Mitarbeiter neu zu motivieren und ans Unternehmen zu binden. Darüber hinaus sollen die Krankheitsquoten gesenkt, die Leistungsfähigkeit und die Zufriedenheit im gesamten Team wieder gesteigert werden.

Was hinter dem Eisberg-Phänomen steckt

Das Eisberg-Phänomen (▸ Abb. 8) geht davon aus, dass eine Aussage oder eine Ursache für ein Ereignis oder Verhalten nur zu einem Siebtel sichtbar ist sich also etwa 85 Prozent der wahren Ursachen unter der Oberfläche befinden. Wenn Sie bei Mitarbeitern Verhaltensweisen feststellen, die offenbar schädlich für den Gesamterfolg

[22] https://www.zeit.de/kultur/2016-07/deutschland-beleidigtsein-debattenkultur-empfindlichkeit-polemik https://www.faz-personaljournal.de/ausgabe/03-2019/was-mitarbeiter-heute-wollen-und-brauchen-1204/

[23] Ready R, Burton K (2019): NLP-Grundlagen für Dummies. Wiley VCH, Weinheim, S. 77

und den Zusammenhalt im Team sind, lohnt es sich, dass Sie sich damit auseinandersetzen und den betreffenden Kollegen nicht gleich aufgeben bzw. in eine Schublade stecken.

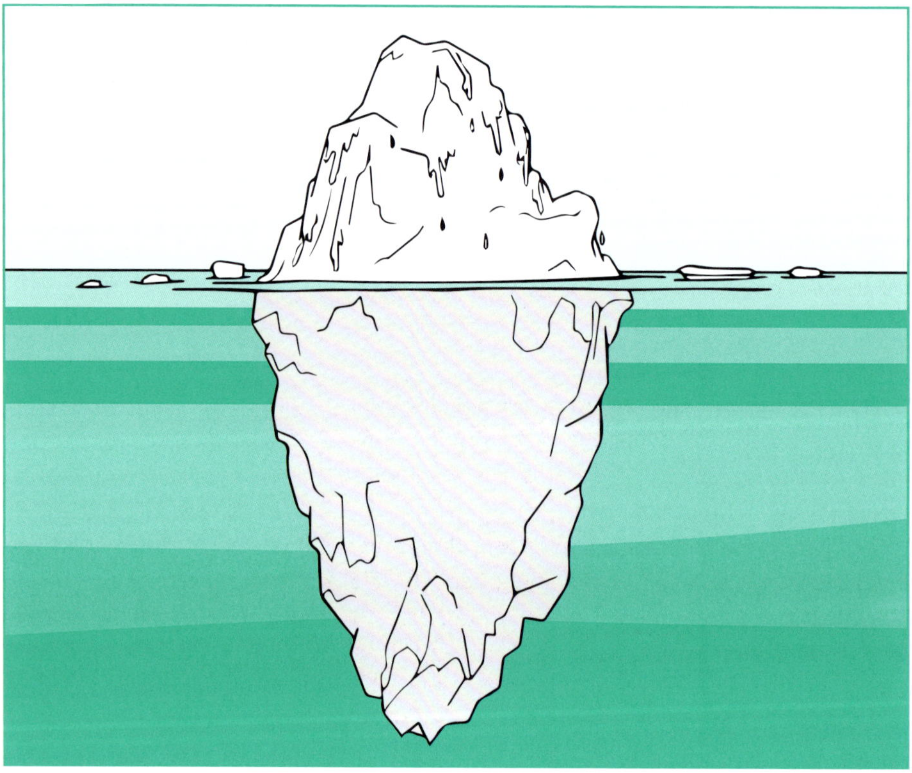

Abb. 8: Das Eisberg-Phänomen.

Zunächst ist nur das offensichtliche Verhalten, wie Krankmeldungen, Rückzug, unangemessene Kommunikation im Team, gegen Führungskräfte und Kollegen sowie abfallende Arbeitsleistung, sichtbar. Bevor Sie nun dieses Verhalten bewerten und entsprechend handeln, sollten Sie genauer hinschauen. In der Übersicht (▶ Tab. 20) wird deutlich, was sich alles unter der Oberfläche verbergen kann:

Tab. 20: Schauen Sie unter die Oberfläche

Offensichtliches Verhalten (was Sie an der Oberfläche sehen)	Mögliche Ursachen (die sich unter der Oberfläche befinden)
Spontane Krankmeldung Sozialer Rückzug Rückzug aus der Kommunikation mit dem Team Unangemessene Kommunikation zu Patienten, Angehörigen, Kollegen und Führungskräften sowie anderen interessierten Parteien Abfallende Arbeitsleistung	• Private Probleme • Angst vor einem bestimmten Patienten/Angehörigen • »Fachliche« Angst vor einer Maßnahme bei einem Patienten/Bewohner • Überforderung in kollektiven Stresssituationen (z. B. Aufruhr nach schwacher MDK-Prüfung) • Schwelender Konflikt mit einem Kollegen • Empfundene tiefe Verletzung durch Sie als Leitungskraft

Natürlich kann es noch weitere unter der Oberfläche schwelende Dinge geben, die einen Mitarbeiter zu einem Verhalten verleiten, das nicht im Sinne Ihres Betriebes und Ihres Teams ist.

Wenn Sie tatsächlich das Gefühl haben, dass hinter einem destruktiven Verhalten mehr stecken muss, sollten Sie zügig handeln. Sie können das Gespräch mit dem Mitarbeiter suchen und probieren, die Ursachen für sein Verhalten herauszuarbeiten. Danach können Sie mit dem Mitarbeiter gemeinsam eine Lösungsstrategie entwickeln.

Allerdings ist Vorsicht geboten: Wenn Sie an einen Mitarbeiter absolut nicht herankommen und dieser mauert, sollten Sie es auf sich beruhen lassen. Lassen Sie den Mitarbeiter in Frieden, bieten Sie ihm aber an, dass die Tür für ihn jederzeit offen steht. Manche Menschen brauchen einfach mehr Zeit, um sich zu offenbaren. Schließlich ist das auch immer eine Vertrauenssache.

Wenn Sie den Mitarbeiter zu einem persönlichen Gespräch einladen konnten, sollten Sie eine Wohlfühlatmosphäre schaffen. Die üblichen Regeln (keine Störungen, Telefon umleiten) sind selbstverständlich. Hilfreich ist es auch, ein Ambiente zu schaffen, das etwas von der Arbeit ablenkt. So könnte das Gespräch z. B. nicht in Ihrem Büro stattfinden, sondern an einem anderen Ort, der Ruhe verspricht. Bewährt hat sich z. B. die Methode des gemeinsamen Spazierganges.

Stellen Sie die richtigen Fragen

Fallen Sie nicht gleich mit der Tür ins Haus. Besser ist es, das Gespräch behutsam aufzubauen. Die nachstehende Übersicht kann als grober Leitfaden (▸ Tab. 21) dienen:

Tab. 21: Der behutsame Gesprächsaufbau

Gesprächsphasen	Mögliche Aussagen/Fragen
Einleitung, Grund des Gespräches erläutern	z. B. »Ich habe Sie um dieses Gespräch gebeten, weil ich mit Ihnen weiterhin erfolgreich zusammenarbeiten möchte und Sie einen wichtigen Platz in unserem Unternehmen einnehmen. Ich habe aber das Gefühl, dass sich etwas verändert hat. Deshalb möchte ich mit Ihnen in Ruhe sprechen und mir viel Zeit dafür nehmen.«
Rapport aufbauen	Ihre Botschaft ist stimmig: Sie sind entspannt, Ihre Stimme klingt ruhig und angenehm, Ihre Körperhaltung strahlt Harmonie und Selbstsicherheit aus. Nutzen Sie gleiche Begriffe wie Ihr Gegenüber, versuchen Sie damit, die Sprache anzugleichen. Z. B. bildhafte Sprache: Der Mitarbeiter sagt »ich fühle mich wie in einem Hamsterrad.« Sie antworten möglicherweise mit: »Können Sie sagen, an welcher Stelle Ihnen die Beine schwer werden?« Bringen Sie mit Ihrer Körpersprache Ruhe und Entspannung in die Situation. Denn Ihr Gegenüber wird möglicherweise angespannt, gehetzt, gereizt, nervös usw. sein.
Konkreten Anlass benennen, Verhaltensänderung beschreiben	Z. B. »Mir ist aufgefallen, dass Sie sich seit ein paar Monaten immer an einzelnen Tagen krank melden. Immer kurz vor Dienstbeginn. Und die Tage, an denen Sie sich krankmelden, sind immer verschieden. Mir fällt auf, dass es da kein Muster gibt. Dieses Verhalten ist neu und bereitet mir Sorgen, weil Sie für mich eine zuverlässige und sehr wertvolle Mitarbeiterin sind. Sie sind fachlich top und tun dem Team mit Ihrer ruhigen Art gut.« **Tipp:** Schlüpfen Sie in die Haut des Gegenübers. Versuchen Sie sich einzufühlen, wie es dem Gegenüber in seiner derzeitigen Rolle (z. B. schlechtes Gewissen; von Schuldgefühlen zerrissen; versuchen, etwas zu verbergen; Fluchtimpuls) gehen könnte.
Fragen	»Was hindert Sie derzeit daran, Ihr bisher vorbildliches Verhalten wieder zu zeigen?« »Stellen Sie sich einmal vor, Sie sind in meiner Rolle. Wie könnte ich Ihr derzeitiges Verhalten wahrnehmen/beurteilen/bewerten?«* »Gibt es eine Situation hier am Arbeitsplatz, die Sie sehr bedrückt – die Sie aber lösen möchten?« »Gibt es eine Situation außerhalb des Arbeitsplatzes, die Sie sehr bedrückt – die Sie aber lösen möchten?« (Falls die Antwort »ja«, »vielleicht«, »kann sein« o. ä. ist): »Würden Sie mir die Chance geben, Ihnen zuzuhören?« (Falls ja): »Würden Sie mir die Chance geben, mit Ihnen gemeinsam eine Lösung zu finden?«
Auflösung/ gemeinsame Vereinbarung	Gemeinsamen Lösungsweg erarbeiten Dem Mitarbeiter aufzeigen, dass es keine Sofortlösung gibt. Sollte der Mitarbeiter (noch) nicht bereit gewesen sein, offen zu reden, bieten Sie ihm ein Folgegespräch an. Signalisieren Sie, dass Sie jederzeit gesprächsbereit sind, wenn er sich traut, sich zu öffnen.

* Für die Frage nur einen Begriff wählen. Niemals Kettenfragen stellen!

Der Schlüssel zum erfolgreichen Gespräch ist es übrigens, den Rapport zum Gegenüber aufzubauen. Wenn Sie das geschafft haben, wird der Hauptteil des Gesprächs mit an Sicherheit grenzender Wahrscheinlichkeit erfolgreich für beide Seiten verlaufen und es kommt am Ende zu einem Konsens – wie z. B. zu einer Lösungsstrategie.

Wichtig **Halten Sie das Gespräch unbedingt vertraulich**

Die Vertraulichkeit müssen Sie dem Mitarbeiter ganz deutlich machen. Zudem sollten Sie dem Mitarbeiter zusichern – egal, wie das Gespräch verlaufen ist – dass er weiterhin gleich behandelt wird, dass er keine Nachteile zu erwarten hat, aber auch keine Sonderbehandlung!

Grundsätzlich sollten Sie nicht davon ausgehen, dass solche Gespräche immer erfolgreich sind. Manche Mitarbeiter können oder wollen sich nicht öffnen. Das ist einfach mal zu akzeptieren. Sie erreichen aber auf jeden Fall immer, dass Sie als empathische Vorgesetzte wahrgenommen werden, die sich für ihr Team wirklich interessiert. Das stärkt Ihre Position bei den meisten Kollegen und bietet Ihnen weitere Bausteine für eine vertrauensvolle Zusammenarbeit.

Die Meta-Mirror-Übung als wirksames Werkzeug

Sie können ergänzend auch die Meta-Mirror-Übung[24] nutzen, die Bestandteil der Neurolinguistischen Programmierung (NLP) ist. NLP ist eine mittlerweile etablierte Methode, die sich auf Sprache (Linguistik) und Verhalten (hier »Programmierung«) bezieht. Gerade der Fokus auf das Verhalten ist wichtig, denn NLP kann natürlich gut zur Beeinflussung von Gesprächspartnern genutzt werden. Das soll aber in diesem Buch und an dieser Stelle ausdrücklich im positiven Sinne gedacht sein. NLP hilft Ihnen, im Gespräch zu agieren und sich einige Formulierungen und deren Wirkungen bewusst machen. Hierzu ein kurzes Beispiel:

[24] Vgl. Ready & Burton 2019, S. 79

Beispiel **Kritik à la NLP**

Wenn eine PDL zum Mitarbeiter sagt: »Ihre Pflegedokumentationen der Patienten 1 bis 10 sind gelungen - aber am Pflegebericht müssen Sie noch etwas arbeiten«, so bleibt beim Empfänger der Botschaft nur der Satz hinter dem »aber« hängen. Wenn die PDL stattdessen sagt: »Ihre Pflegedokumentationen der Patienten 1 bis 10 sind gelungen und bei den Pflegeberichten sind ebenfalls sehr gute Ansätze erkennbar«, bleiben beide Teile - vor und hinter dem »und« - beim Empfänger hängen.
Machen Sie sich diesen Effektes bewusst, denn er ist ein gutes von unendlich vielen Beispielen für die Anwendung von NLP in der Kommunikation.

Die Meta-Mirror-Übung funktioniert so: Es gibt vier Positionen, die der Klient – in diesem Falle Sie – einnimmt.

1. Position 1 ist die eigene Position – also Ihre eigene Haltung und Sichtweise zu einem Thema.
2. Position 2 ist die Position des Gegenübers – mit seinen Haltungen und Sichtweisen auf das Thema.
3. Position 3 ist die Position des unabhängigen Beobachters, der beide Personen beobachtet.
4. Position 4 liegt noch weiter außerhalb. Auf Position 4 denken Sie über Ihre Gedanken nach, die Sie auf Position 3 hatten und vergleichen diese mit den Gedanken, die Sie auf Position 1 hatten.

Die Meta-Mirror-Übung hilft Ihnen, sich auf ein möglicherweise anstrengendes oder heikles Mitarbeitergespräch vorzubereiten. Es geht wie oben beschrieben darum, unterschiedliche Positionen einnehmen zu können.

Beispiel **Was stimmt nicht mit der Mitarbeiterin?**

Eine einstmals leistungsstarke Mitarbeiterin hat deutlich nachgelassen. Sie liefert zum Teil zweifelhafte Krankmeldungen, reagiert zunehmend patzig auf harmlose Anmerkungen der Kollegen und hat auch in der Arbeitsleistung nachgelassen, wie die letzten Pflegevisiten zeigen. Die PDL ist besorgt und möchte der Kollegin helfen.

Der Ablauf kann wie folgt sein – beginnend mit einer Übersicht über die Positionen (▸ Abb. 9).

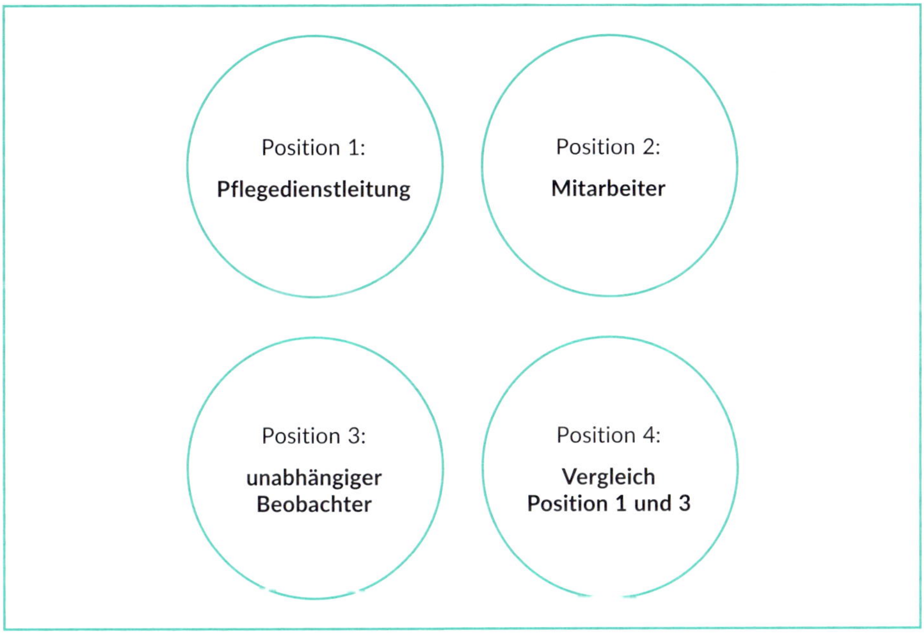

Abb. 9: Die Meta-Mirror-Übung

1. Schritt:
Sie nehmen die Position 1 ein und stellen sich vor, die Mitarbeiterin (gegenüber auf Position 2) anzuschauen. Sie fragen sich: »Was erfahre ich, was denke ich und was fühle ich, wenn ich die Kollegin anschaue?«

In unserem Beispiel kann das so sein: »Die Kollegin wirkt angespannt, der Blick ist unruhig, die Botschaften abweisend und knapp. Ich denke, dass sich die Mitarbeiterin sehr unwohl fühlt und ein Problem mit sich trägt. Ich fühle die Ablehnung und dem Fluchtinstinkt der Kollegin.«

2. Schritt:
Sie wechseln nun die Perspektive und nehmen Position 2 ein, schlüpfen also in die Rolle der Kollegin. In dieser Rolle fragen Sie sich: »Was erfahre ich, was denke ich und was fühle ich, wenn ich die PDL anschaue?«

Das kann in unserem Beispiel wie folgt sein: »Die PDL schaut mich genau an, lässt mich nicht aus den Augen, beobachtet mich. Ich denke, sie weiß, was mit mir los ist. Ich will aber nicht darüber sprechen. Ich fühle mich unwohl, ich will weg, raus aus der Situation, damit der Druck nachlässt.«

3. Schritt:
Jetzt wechseln Sie auf Position 3, die Position des unabhängigen Beobachters. Sie betrachten jetzt das »Ich« auf der Position 1. Sie überlegen sich, wie Sie selbst auf die PDL reagieren würden, die dort gerade das Gespräch führt. Sie können zu der Erkenntnis kommen: »Die PDL geht zu forsch in das Gespräch. Sie baut (unbewusst) Druck auf und legt sich so selber Steine in den Weg zu einer Lösung.«

4. Schritt:
Jetzt gehen Sie weiter nach außen auf Position 4, machen also den wohl wichtigsten Schritt. Denn an der Position 4 vergleichen Sie Ihre Reaktion und Wahrnehmung auf Position 1 mit der Reaktion und Wahrnehmung auf Position 3.

In unserem Beispiel kann es beim Vergleich beider Reaktionen und Wahrnehmungen zum Erkenntnisgewinn kommen, dass Sie im echten Gespräch mit der Kollegin wesentlich vorsichtiger vorgehen. So könnten Sie über sich selbst in Position 1 denken: »Da gehe ich viel zu direkt heran – verbal wie nonverbal« und in Position 3: »Hier ist es mir aufgefallen, dass ich zu direkt bin. Da bin ich von mir selber erschrocken, wie wenig empathisch ich vorgehe.«

Im Schritt 4 folgt also der wichtigste Erkenntnisgewinn in dieser Übung, der ein Grundstein für ein erfolgreiches Gespräch sein kann.

5. Schritt:
Jetzt versetzen Sie sich wieder in Position 2. Sie fragen sich, wo jetzt die Unterschiede liegen und was sich verändert hat.

Im Beispiel können Sie nun in der Rolle der Kollegin spüren: »Die PDL ist freundlich zu mir und gibt sich Mühe. Trotzdem stehe ich noch unter Druck. So ist es jetzt aber etwas besser als vorher«.

6. Schritt:
Sie beenden die Übung, indem Sie sich wieder auf Position 1 begeben. Auch hier fragen Sie sich, wo jetzt die Unterschiede liegen und was sich verändert hat.

Jetzt kann der Erkenntnisgewinn tatsächlich einsetzen: Sie spüren, dass die gegenübersitzende Kollegin etwas weniger angespannt ist – weil Sie selber viel behutsamer in das Gespräch einsteigt.

Wobei die Übung Ihnen helfen kann
Ohne die Übung könnte es sein, dass Sie im Gespräch sofort zu viel Druck aufbauen. Das ist meistens der Motivation geschuldet, schnell helfen zu wollen und einen schnellen Erfolg zu erzielen. Doch der schnelle Druckaufbau führt oft genau zum

Gegenteil. Ihr Gegenüber zieht sich sofort zurück und wird von seinem Fluchtinstinkt schier überwältigt. In dieser Situation ist kein lösungsorientiertes Gespräch möglich. Das ist die Folge aus einem Doppeldruck: Sie haben enormen Erfolgsdruck und schaden sich ohnehin schon selbst. Die Mitarbeiterin hat Verfolgungsdruck, weil sie in der Regel genau weiß, warum dieses Gespräch geführt wird.

Diese Übung macht Ihnen als PDL bewusst, langsam vorzugehen. Die Situation wie oben im Beispiel ist ohnehin nicht mit einem Gespräch aufzulösen. Sie müssen akzeptieren, dass ein Erfolg nur kleinschrittig zustande kommen kann und wesentlich davon abhängt, dass sich die Mitarbeiterin im Gespräch nicht allzu unwohl fühlt.

In unserem Beispiel ist nämlich davon auszugehen, dass der Leistungsabfall und das veränderte Verhalten rein gar nichts mit dem Arbeitsplatz zu tun hat. Deshalb sollten Sie PDL – um langfristig erfolgreich zu sein – zunächst das Ziel haben, eine Kommunikationsatmosphäre zu schaffen, in der sich die Mitarbeiterin wohlfühlt und somit Vertrauen fasst. Es muss auch Ihr Ziel sein, dass die Mitarbeiterin das Gespräch mit einem besseren Gefühl verlässt, als sie es betreten hat. Dann kommt sie auch wieder! Und genau dies zu erreichen, soll Effekt der Meta-Mirror-Übung sein.

Grundsätzliche Kommunikationsregeln

Um die eben kennengelernte Methode noch besser umzusetzen, gibt die Lehre der neurolinguistischen Programmierung noch weitere Möglichkeiten vor. So können Sie P sogenannte Tilgungen, Generalisierungen und/oder Verzerrungen nutzen (▶ Tab. 22):

Tab. 22: Hilfestellung für die Anwendung der Meta-Mirror-Übung*

Aussagen/Sprachmuster des Mitarbeiters	Fragen der PDL (zur Unterstützung, für weitere Informationen)
»Hilfe!«	»Wobei brauchen Sie Hilfe?«
»Der Kollege/der Patient X hat mich genervt.«	»Wie und womit hat der Kollege/Patient Sie genervt?«
»Die Beziehung zwischen Ihnen und mir funktioniert nicht.«	»Warum passt es nicht?« »Was können wir schnell verändern, damit es besser wird?«
»Ich kann die Pflegeplanung für Frau Schulze nicht schreiben.«	»Was hindert Sie genau daran?«
»Wir müssen unbedingt die Spätdiensttour verkürzen.«	»Was wäre, wenn wir es nicht machen?«
»Die Stimme von Bewohner X macht mich wütend.«	»Wie macht seine Stimme Sie wütend?«
»Die Kollegin Y ist unglücklich über meine Arbeit.«	»Wie genau haben Sie die Kollegin Y unglücklich gemacht?«

* Ready & Burton 2019, S. 85

Mit diesen Fragen können Sie dafür sorgen, dass der Mitarbeiter Farbe bekennt und die Kommunikation nicht auf der Appell-Ebene verbleibt – z. B.: »Ich kann nicht« – »Mir egal, mach einfach.« Damit ist weder dem Mitarbeiter noch Ihnen geholfen, weil das grundsätzliche Probleme nicht löst.

3.7.2 So hebeln Sie Vermeidungsstrategien aus

Ein häufiges Ärgernis für Pflegedienstleitungen sind Mitarbeiter, die Vermeidungsstrategien nutzen, um unliebsamen Aufgaben auszuweichen. Doppelt ärgerlich ist das dann, wenn es sich um Aufgaben handelt, die auf jeden Fall Bestandteil der jeweiligen Stellenbeschreibung sind. Treffen Sie auf einen Mitarbeiter, der sich in Vermeidungsstrategien übt, ist das zunächst ein Frusterlebnis: Sie haben das Gefühl, gegen eine Wand zu laufen und kommen nicht selten in ein Gefühl der Hilflosigkeit. Und welche PDL hat nicht schon einmal gedacht: »Jetzt diskutiert der Mitarbeiter 15 Minuten – hätte er es einfach gemacht, wären wir seit 10 Minuten fertig.«

Doch tatsächlich lässt sich so manchem Mitarbeiter die Taktik der Vermeidungsstrategie aberziehen und ihn dazu zu bringen, Anweisungen und Aufgaben auf direktem Wege auszuführen. Das dauerhafte Aushebeln der Kultur der Vermeidungsstrategien hilft Ihnen zum einen Zeit zu sparen, in dem unsinnige Diskussionen verhindert werden, und zum anderen eine Kultur des Anpackens und Umsetzens in der Pflegeeinrichtung zu etablieren.

Tipp
Wenn Sie Vermeidungsstrategien offensiv angehen und das kontinuierlich durchhalten, ermöglichen Sie dem Mitarbeiter eine dauerhafte Verhaltensänderung.

Die Folgen der Vermeidungsstrategien

Vermeidungsstrategien erfreuen sich bei Jung und Alt großer Beliebtheit. Das Blöde ist nur, dass diese Vermeidungsstrategien für eine Pflegedienstleitung und die Mitarbeiter nur Nachteile haben:

- Mehrkosten durch Verschleppen und Aufschieben unangenehmer Arbeiten,
- Druck beim Mitarbeiter, weil er genau weiß, dass er das Unheil nur aufschiebt,
- Druck bei der PDL als Entscheider, weil diese Zeit verliert.

Diese Punkte führen auf beiden Seiten zu steigender Unzufriedenheit. Deshalb arbeiten Sie aktiv mit Ihren Mitarbeitern an der Abschaffung des Instrumentes »Vermeidungsstrategien entwickeln und umsetzen«.

Wie Sie Vermeidungsstrategien erkennen

Damit Sie Vermeidungsstrategien bewusst erkennen und aushebeln können, lohnt ein Blick auf die Definition:

> ***Definition*** **Vermeidungsverhalten**
>
> Vermeidungsverhalten ist ein Verhalten, bei dem jemand systematisch versucht, einem Objekt oder einem Inhalt auszuweichen, sich ihm nicht auszusetzen und sich nicht damit zu konfrontieren. Die Konsequenzen dieses Verhaltens sind klar: Der vermiedene Inhalt kann nicht geklärt werden! Vermeidung steht damit einer Klärung entgegen. Und damit gilt: Vermeidung konserviert das Problem!*
>
> * vgl. http://www.ipp-bochum.de/das_ausbildungskonzept/pkp-vermeidung.htm

Stellen Sie sich Folgendes vor: Eine Pflegefachkraft soll in ihrem Zuständigkeitsbereich eine Pflegedokumentation überarbeiten – inklusive Pflegeplanung. Die Pflegekraft sucht permanent nach Umwegen und Auswegen, die Aufgabe nicht erfüllen zu müssen. Die Motivlage dahinter ist entweder Angst (»ich kann das nicht«) oder Unlust (»ich will das nicht«). Das Problem baut sich für die Pflegefachkraft bei fortschreitender Vermeidung aber immer weiter auf, da sie in der Regel für eine Reihe von Pflegedokumentationen verantwortlich ist. Am Ende kommt die MDK-Prüfung und führt zu wirklichen Problemen, die nebenbei auch noch kostspielig werden.

Wie Sie Vermeidungsstrategien dauerhaft pulverisieren

Aus der Verhaltenstherapie lässt sich eine wunderbare Maßnahme übernehmen, die nicht nur einer PDL immer als Fundament zur Beseitigung von Vermeidungsstrategien hilft: Halten Sie den Mitarbeiter immer im Konfliktbereich. Nur dann ist der Mitarbeiter mit den unangenehmen Inhalten konfrontiert und hat endlich die Möglichkeit, sich damit auseinanderzusetzen. So erzielen Sie in Ihrer Rolle als Vorgesetzte drei Effekte für den Mitarbeiter:

1. Der Mitarbeiter erkennt, dass er die unangenehmen Inhalte bzw. Themen eben doch aushalten kann.
2. Der Mitarbeiter erkennt, dass er nicht von Affekten und Emotionen »überschwemmt« wird.
3. Der Mitarbeiter hat die Chance, dass er sich den unangenehmen Inhalten doch stellen und sie bearbeiten kann.

Allerdings sollten Sie nicht zu viel Druck ausüben. Schließlich wollen Sie Ihren Mitarbeiter zu einem anderen Verhalten lenken und ihn dabei fördern – und eben nicht sanktionieren oder quälen. Jedes Ausweichen auf eine Vermeidungsstrategie unterbinden Sie natürlich, um den Mitarbeiter in der »Konfrontationszone« zu halten.

Die folgenden Maßnahmen dürften Ihnen helfen, die Kultur der Vermeidungsstrategien dauerhaft zu pulverisieren:

1. Setzen Sie klare Termine

Wenn etwas umgesetzt werden soll, setzen Sie einen festen Termin, erfragen alle nötigen Ressourcen für die Umsetzung und stellen diese soweit möglich zur Verfügung.

Beispiel **Wenn mal wieder abgelenkt wird...**

Die PDL ist in der Teamsitzung und hat den MDK im Nacken, weil demnächst eine Regelprüfung anstehen könnte. Bei den lokalen Mitbewerbern sind die Prüfer bereits überall gewesen. Das QM muss vervollständigt und die Pflegedokumentationen aktualisiert werden.

Alle Kollegen sind unangenehm berührt, weil dies ungeliebte und langweilige Zusatzarbeit bedeutet. Alle wissen aber auch, dass diese Arbeit getan werden muss – und zwar zügig und ordentlich.

Die zwei informellen Führer (ugs. »Teamgroßmäuler«) lenken immer wieder ab und berichten von Patienten, wo vor Ort irgendetwas repariert werden muss, ein Betreuer kontaktiert werden muss und pumpen dies zu für den Pflegedienst existenziellen Problemen auf.

In diesem Falle führt die PDL konsequent immer wieder zum Kern zurück und hält damit die Gruppe im Konfliktbereich. Damit Ruhe ist, bittet die Pflegedienstleitung die zwei informellen Führer, nach Ende der Teamsitzung zu ihr ins Büro zu kommen, um die »extrem wichtigen Patientenangelegenheiten« zu besprechen. Schon hier kann sich die PDL sicher sein, dass der Feierabend dann doch wichtiger ist...

Außerdem skizziert die PDL die anstehenden Aufgaben, setzt Fristen und schafft die Ressourcen auf dem Tourenplan, die fachlichen Ressourcen für Anleitung und Rückfragen sowie die räumlichen Ressourcen. Sie legt die Abgabetermine in die Teamsitzungen, in der die jeweils Verantwortlichen ihre Ergebnisse vorstellen. Im Rahmen des Möglichen dürfen die Mitarbeiter ihre Abgabetermine/Fristen selbst wählen. Das schafft Eigenverantwortung und zusätzliche Motivation, die unangenehmen Aufgaben zu erledigen. Dabei muss die Pflegedienstleitung aber unbedingt ihre Zusagen zu den zur Verfügung stehenden Ressourcen einhalten! Sonst sind alle Bemühungen umsonst, weil die PDL an Glaubwürdigkeit verliert.

2. Verhindern Sie Übersprungshandlungen

Arbeiten, die nicht mit der unmittelbaren Patientenversorgung zusammenhängen, erfreuen sich selten einer hohen Beliebtheit bei den Mitarbeitern. Auch hier folgen Sie Ihrer fundamentalen Verhandlungsweise zur Bekämpfung von Vermeidungsstrategien: Sie halten den oder die Mitarbeiter immer in der Konfrontation mit der eigentlichen Aufgabe.

Beispiel **Wenn mal wieder etwas anderes wichtiger ist...**

Zwei Mitarbeiter sollen bis zum 30. September die Verfahrensanweisungen zu Sturz, Kontinenzförderung und Ernährung im Alter überarbeiten.
Plötzlich kommen die zwei auf die Idee, das Lager aufzuräumen und eine Methode zur Medikamentenverwaltung zu ersinnen.

Die PDL kann an dieser Stelle den Einsatz und die Motivation zur Eigeninitiative loben. Aber natürlich führt sie beide Mitarbeiter zur eigentlichen Aufgabe zurück. Sie bietet beiden Mitarbeitern an, dass diese im Zeitraum vom 1.–15. Oktober gern das Lager aufräumen können und einen Vorschlag zur Medikamentenverwaltung einbringen dürfen. Ressource: Je 1,5 Arbeitsstunden pro Kopf. Aber jetzt geht es darum, die Verfahrensanweisungen zu überarbeiten. Falls die Kollegen Hilfe brauchen, sollen sie jetzt ihre Fragen stellen.

3. Motivieren Sie

Wenn ein Mitarbeiter ganz ehrlich zu Ihnen sagt: »Ich bin nicht motiviert, die Tätigkeit X oder y zu machen«, konfrontieren Sie ihn damit, dass er sehr wohl Motivation in sich trägt. Ihr erster Satz sollte sein: »Lieber Mitarbeiter, Sie sind motiviert, die Vermeidungsstrategie X oder die Übersprunghandlung Y zu vollziehen. Und jetzt lenken wir Ihre Grundmotivation, sinnvolle Dinge zu tun, auf Ihre Kernaufgabe Z.« Hierbei hilft folgender Kernsatz: »Jedes Verhalten ist produktiv. Entweder man versucht, etwas zu vermeiden oder man versucht etwas zu erreichen.«

Dieser Satz hat zwei Effekte: Zum einen hebeln Sie die Ausrede »keine Motivation« aus und zum anderen packen Sie den Kollegen an der Ehre. Wer will schon Vermeidungsstratege sein, wenn er doch »Erreicher«, »Gestalter« oder »Macher« sein kann!

Beispiel **Wenn's mal richtig gut läuft...**

Die Pflegedienstleitung beziffert die Folgen einer suboptimal verlaufenden MDK-Prüfung in Euro, wenn die von ihr benannten Aufgaben nicht im Kollektiv erfüllt werden. Sie skizziert zudem die positiven Folgen (mehr Umsatz und Gewinn), wenn die Pflegedokumentationen so aktuell sind, dass Höherstufungsanträge durchgehen – und als mittelfristige Folge erfreuliche Gespräche über Gehaltserhöhungen und Investitionen in Fortbildungen auf das Team zukommen.

Auch hier hält die Pflegedienstleitung die Mitarbeiter voll in der Konfrontation mit der unliebsamen Aufgabe. Gleichzeitig kitzelt sie die Kollegen aber an der Ehre: Denn wer will schon die Chance auf eine Gehaltserhöhung und/oder persönliches Fortkommen aufs Spiel setzen, nur um sich vor ein bisschen Papierkram zu verstecken?

Zusammengefasst ist klar, dass Vermeidungsstrategien nicht nur teuer sind, sondern sie zersetzen irgendwann auch die Leistungsfähigkeit des Teams. Je vehementer die informellen Führer im Team Vermeidungsstrategien durchsetzen wollen, desto destruktiver wird irgendwann die gesamte Mannschaft.

Unbestritten wird es ein paar Mitarbeiter geben, die sich weiterhin lieber in ihrer kleinen Komfortzone verstecken und nicht bereit sind, auch nur einen Millimeter aus dieser herauszukommen. Diese Mitarbeiter werden kündigen und ihr Heil dort suchen, wo sie in ihrer Nische hocken bleiben können. Der Rest des Teams aber blüht auf, verbessert sich kontinuierlich und zieht neue Kollegen an, die ähnlich gestrickt sind. Damit schafft das Team von innen heraus eine Atmosphäre hoher Arbeitszufriedenheit und dem guten Gefühl, sich stetig zu verbessern. Und das führt am Ende wieder zu einer erheblichen Verbesserung der Arbeitssituation der Pflegedienstleitung.

3.7.3 Das ABC-Formular zur Verhaltenssteuerung

Definition **Das ABC-Formular**

Das sogenannte ABC-Formular ist ein Instrument aus der kognitiven Verhaltenstherapie. Die Verhaltenstherapie folgt einfach gesagt dem Ansatz, dass jemand sich nur dann signifikant entwickeln kann/sich signifikant ändern kann, wenn er sein Verhalten ändert.

Besonders anstrengend ist die erhöhte emotionale Empfindlichkeit von Mitarbeitern für Ihre Arbeit als Pflegedienstleitung. Mit Hilfe des ABC-Formulars können Sie das Verhalten von Mitarbeitern steuern, die auf jeden äußeren oder inneren Reiz sofort emotional reagieren und damit den Teamfrieden in Gefahr bringen und auch die Beziehungsebene zu Ihnen gefährden. Hierzu ein Beispiel:

Beispiel **Wenn Emotionen hochkochen…**

Die PDL einer stationären Einrichtung bittet die stellvertretende Leitung des Wohnbereiches 2, die Lagerräume im Blick zu haben. Diese sind recht unordentlich, was bei einer externen Begehung z. B. durch die Heimaufsicht, nicht so gut ankäme. Die Mitarbeiterin geht sofort an die Decke und erwidert lautstark: »Was habe ich damit zu tun? Das ist doch eine Frechheit, mich damit zu behelligen. Ich mache schon, was ich kann, ich bin hoch belastet!«
In Wirklichkeit dürfte hinter der heftigen Reaktion auch Folgendes stecken: Die angesprochene Kollegin glaubt, sie sei alleinverantwortlich für den Zustand der Lagerräume. Sie befürchtet möglicherweise, dass jetzt eine Menge Ärger auf sie zurollt. Möglicherweise malt sie sich in dem Moment der PDL-Ansprache alle möglichen Katastrophen aus, an denen sie schuld sein kann.

Die Arbeit mit dem ABC-Formular hilft konkret dabei, mit Kollegen zu arbeiten, die sich schnell aus dem emotionalen Gleichgewicht bringen lassen. Das Werkzeug gibt Ihnen eine ganz einfache Methode an die Hand, mit der Sie einzelnen Mitarbeitern, aber auch dem gesamten Team helfen können. Sie können es im Einzelcoaching bzw. bei Supervisionssitzungen anwenden.

Ersetzen Sie negative Gedanken durch konstruktive Handlungen
Das ABC-Formular ist ein Hilfsmittel, um negative Gedanken durch konstruktive Gedanken und Handlungen zu ersetzen. Der Grundgedanke ist dieser:

> Die Denkweise wirkt sich auf die Gefühle des Mitarbeiters aus. Die Veränderung negativer Denkweise ist deshalb der Schlüssel zu einem besseren (Lebens-)gefühl.

Sie können im Vorfeld selber entscheiden, ob Sie sich die Anwendung selber zutrauen oder ob Sie lieber auf professionelle Unterstützung zurückgreifen möchten. Auch eine Mischform ist möglich.
In der Folge ist die Methode der Einfachheit halber so formuliert, dass Sie sie selber anwenden können. Das Vorgehen ist zweischrittig.

1. Schritt: Das ABC
Sie definieren als erstes A – das auslösende Ereignis, B – Überzeugungen und Gedanken und C – Konsequenzen und der Mitarbeiter schreibt mit. Der Vorteil des Aufschreibens ist es, dass der Mitarbeiter seine negativen Gedanken schwarz auf weiß sieht und somit in die Lage kommt, eine Verbindung zwischen seinen Gedanken und Gefühlen herzustellen. So lernt der Mitarbeiter zu verstehen, warum er a) seine Gedanken hinterfragen sollte und b) warum er seine Gedanken ändern sollte.

Der Mitarbeiter füllt
1. Spalte C Feld »Gefühl« aus,
2. Spalte C Feld »Konsequenzen«,
3. Spalte A »auslösendes Ereignis« und
4. Spalte B »Überzeugungen« die Überzeugungen, Gedanken und Gefühle.

> **Im Detail**
> Unter A schreibt der Mitarbeiter auf, wodurch seine Gefühle ausgelöst wurden.
>
> Unter B schreibt der Mitarbeiter auf, was ihm genau durch den Kopf ging, was ihm A bedeutete. Die Einträge können den Mitarbeiter selbst, Andere und auch die Zukunft betreffen.
>
> Unter C schreibt der Mitarbeiter auf, wie er sich gefühlt hat und wie er sich aufgrund des Gefühls verhalten hat.

Zum besseren Verständnis hier ein Beispiel (▶ Tab. 23). Das ABC-Formular ist bereits mit einem Fall ausgefüllt (erster Teil).

Tab. 23: Das ABC-Formular in seiner Anwendung (Teil 1)

A: Auslösendes Ereignis	B: Überzeugungen, Gedanken, Einstellungen zu A	C: Konsequenzen von A+B auf die Gefühle und das Verhalten*	D: Diskussion (B Fragen und untersuchen) und Alternativen entwickeln	E: Effekt der alternativen Gedanken und Überzeugungen (D)
Mein Kind ist binnen vier Wochen das 3. Mal krank und ich muss kurzfristig den Dienst absagen.	Alle Kollegen und die PDL sind total sauer auf mich. (Vorhersage) Ich werde geschnitten und angefeindet, die PDL wirft mich raus. (Katastrophisierung)	Gefühl: Angst, Scham, Niedergeschlagenheit Verhalten: Rückzug, Flucht, Kontakt mit Kollegen und PDL meiden		

* Ausfüllhilfe: Hier kann der Mitarbeiter seine Gefühle wie Ärger, Wut, Angst, Neid, Schuld, Niedergeschlagenheit, Verletztheit, Eifersucht, Scham usw. eintragen.

2. Ermöglichen Sie die Entwicklung konstruktiver Alternativen

Der zweite Schritt soll dem Mitarbeiter helfen, alternative Denkmuster zu entwickeln. Hierzu kann er sich Fragen stellen:

- »Kann ich zweifelsfrei beweisen, dass meine Gedanken richtig sind (betrifft vor allem Spalte B)?«
- »Wie wirken sich meine Gedanken aus?«
- »Sind meine Gedanken logisch und vernünftig?«
- »Stimmen Menschen, deren Meinung mir wichtig ist, zu, dass meine Gedanken richtig sind?«
- »Welche Hinweise sprechen gegen meine Gedanken?«
- »Sind meine Gedanken ausgewogen oder extrem?«
- »Denke ich objektiv oder werden meine Gedanken durch Gefühle beeinflusst?«

Die Gedanken zu diesen Fragen formuliert der Mitarbeiter in Spalte D. In Spalte E trägt er ein, wie sich die Alternativen auf seine Gefühle aus Spalte C auswirken (▶ Tab. 24).

Tab. 24: Das ABC-Formular in seiner Anwendung (Teil 2)

A: Auslösendes Ereignis	B: Überzeugungen, Gedanken, Einstellungen zu A	C: Konsequenzen von A+B auf die Gefühle und das Verhalten	D: Diskussion (B Fragen und untersuchen) und Alternativen entwickeln	E: Effekt der alternativen Gedanken und Überzeugungen (D)
Mein Kind ist binnen vier Wochen das 3. Mal krank und ich muss kurzfristig den Dienst absagen	Alle Kollegen und die PDL sind total sauer auf mich. (Vorhersage) Ich werde geschnitten und angefeindet, die PDL wirft mich raus. (Katastrophisierung)	Gefühl: Angst, Scham, Niedergeschlagenheit	Auch drei andere Kollegen haben kleine Kinder. Ich kann mit ihnen das Gespräch suchen.	Gefühl: Angst, Scham, Niedergeschla-genheit sind jetzt wahrnehmbar weniger präsent in mir.
		Verhalten: Rückzug, Flucht, Kontakt mit Kollegen und PDL meiden	Viele Kollegen haben Verständnis für die Sorge um mein Kind. Als Anna mitten in der Urlaubszeit acht Tage aus dem gleichen Grund ausgefallen ist, war das für uns alle kein Problem.	Alternatives Verhalten Ich gehe nach meiner Rückkehr aktiv auf meine Kollegen zu. Ich suche das Gespräch und biete dafür an, beim nächsten Personalausfall einzuspringen. Ich verstecke mich nicht, ich zeige mich!

Die Arbeit mit dem ABC-Formular kann in einer Einrichtung zu nachhaltiger Mitarbeiterzufriedenheit und auch zu besserem Teamzusammenhalt führen. Denn je weniger sich Mitarbeiter zurückziehen und mit Vermeidungsstrategien reagieren, desto eher zieht eine Kultur des Agierens und des »sich Zeigens« ein, was die gesamte Mannschaft mitreißen kann. Und auch hier zeigt sich für Ihr Arbeitsfeld als PDL wieder eine signifikante Verbesserung: Teams, die agieren statt reagieren, und Mitarbeiter, die nicht bei der kleinsten Abweichung von der Norm emotional reagieren, sind wesentlich einfacher zu führen.

3.7.4 Fördern Sie leistungsschwache Mitarbeiter

In jedem Team gibt es Leistungsträger, zuverlässige Indianer und den einen oder anderen schwächeren Mitarbeiter. Nun kann man die Spezies der leistungsschwachen Mitarbeiter noch in diese Typen unterscheiden: 3

- Typ 1: kognitiv limitiert, aber motiviert,
- Typ 2: bleibt unter seinen Möglichkeiten, die Ursachen sind unklar,
- Typ 3: bleibt unter seinen Möglichkeiten, alle Angebote zur Hilfe verpuffen.

Sinnvoll ist es, wenn Sie sich zunächst um die ersten beiden Typen kümmern. Denn dort ist offensichtlich brachliegendes Potenzial, das gehoben werden kann und zu nachhaltiger Verbesserung des Einzelnen und zur nachhaltigen Verbesserung des Teamgeistes führen wird.

Das Thema mit Typ 3 wird sich spätestens dann erledigt haben (Kündigung, Dauerkrank), wenn die Typen 1 und 2 ihr individuelles Potenzial einsetzen und entsprechende Anerkennung aus dem Kollegenkreis erhalten. Damit das auch so passiert, sollten Sie sich also mit der Erhöhung der Leistungsfähigkeit der Typen 1 und 2 befassen. Ziel ist es, leistungsschwache Mitarbeiter weiterzuentwickeln, um das Unternehmen zu stärken und vor allem die Mitarbeiterzufriedenheit und das Betriebsklima zu verbessern. So können Sie vorgehen

1. Identifizieren Sie leistungsschwache Mitarbeiter

Da dieses Vorgehen natürlich etwas heikel ist, dürfen Sie sich hier nicht nur auf Ihr Bauchgefühl verlassen. Sie sollten sich lieber auf Zahlen, Daten und Fakten beziehen, wenn Sie leistungsschwache Mitarbeiter identifizieren und Ihnen (anstatt ihnen zu kündigen) ein Programm zur Leistungssteigerung angedeihen lassen möchten. Zudem müssen Sie die individuellen Schwächen wertneutral identifizieren, um später zielgerichtet daran zu arbeiten.

Der nachstehende Test (▶ Tab. 25) aus dem ambulanten Bereich hilft Ihnen dabei. Er kann entsprechend für den stationären Bereich angepasst werden, das Prinzip ist am Ende das Gleiche. Noch ein kleiner Hinweis: Die grau hinterlegten Zeilen betreffen nur die Pflegefachkraft.

Tab. 25: Leistungs-Test

Gegenstand	Zu unter-/ überschreitende Zielmarke	Urteil der PDL
Touren werden genauso gefahren wie zeitlich vorgegeben	95 % Erfüllung	
Touren werden genauso gefahren wie von den Leistungen (also SGB V-Verordnungen und SGB XI-Aufträge) vorgegeben	95 % Erfüllung	
Pünktlichkeit am Arbeitsplatz	100 %	
Anzahl vereinzelter Krank-Tage	2 %*	
Anzahl Krank-Tage an Wochenenden und Feiertagen		
Die Pflegedokumentationen im Verantwortungsbereich erfüllen die Qualitätsvorgaben	unter 60 %**	
Alle für den Pflegedienst relevanten Expertenstandards werden bei Bedarf entsprechend umgesetzt	unter 60 %**	
Anzahl der Kundenbeschwerden	0	
Erbringung von Blindleistungen pro Tour	0 €	
Umsetzung von Anweisungen der Vorgesetzten	100 %	
Lückenlose Leistungsnachweise	100 %	

* Entspricht aufgerundet 6 Krank-Tagen bei 275 geschuldeten Arbeitstagen im Jahr (Grundlage 5,5-Tage-Woche). Wochenenden und Feiertage:

** Messbar über die Auswertung von Dokumentations- und Pflegevisiten

Natürlich können die Zielwerte angepasst, auf Ihren Betrieb und nach Ihren eigenen Vorgaben verändert werden. Ebenso können Sie den Test natürlich verändern oder sogar noch ausbauen.

2. Verbesserung der Leistung und des Verhaltens

Zwei wesentliche Faktoren müssen Sie nun anpacken: Zum einen die messbare Leistungssteigerung und zum anderen das Verhalten des Mitarbeiters. Da die Verhaltensänderung des Mitarbeiters der Schlüssel zu besserer Leistung und besserem Sozialverhalten gegenüber Kollegen und Vorgesetzten ist, sollten Sie damit anfangen:

2.1 Typische Verhaltensweisen leistungsschwacher Mitarbeiter

- Häufige Krankmeldungen bei Bagatellen wie Schnupfen oder als Vermeidungsstrategie unliebsamer Dienste und Aufgaben,
- (nur Fachkräfte): Aufgaben der Pflegeprozessdokumentation werden nicht oder nur unzureichend erfüllt,

- Anweisungen werden nicht umgesetzt,
- springt bei Personalnot nie ein,
- fühlt sich ständig als Opfer.

2.2 Maßnahmen zur Verhaltenssteuerung

Zu den oben genannten Punkten kann auf folgende Methoden zurückgegriffen (▶ Tab. 26) werden:

Tab. 26: Maßnahmen zur Verhaltenssteuerung

Verhalten	PDL- Maßnahmen
Häufige, fragwürdige Krankmeldungen	Krankenrückkehrergespräche Rückkehrergespräche nach einem Tag haben einen »Nerv-Faktor« für den Mitarbeiter. Vor allem, wenn die PDL fragt: »Haben Sie den Eindruck, dass Ihre häufigen Ausfälle mit Ihrem Arbeitsplatz zu tun haben?« **Gewünschter Effekt:** Durch das Nachbohren und die permanente Wiederholung derselben Maßnahme (Rückkehrergespräch) wird der Mitarbeiter irgendwann eine emotionale Abwägung treffen: »Ist es mir das nervige Gespräch und die drohende Entlarvung meiner Motive wert, einen Tag krankzufeiern?«
Mängel in der Pflegeprozessdokumentation	Ausredewege zustellen: PDL: »Es sind noch die Pflegedokumentationen der Patienten X, Y und Z zu überarbeiten.« MA: »Ich habe keine Zeit.« PDL: »Doch, ich habe Ihnen für übermorgen vier Stunden Bürozeit auf dem Tourenplan freigeschaufelt.« MA: »Aber was ist mit meinen Patienten?« PDL: »Die werden von Kollege A übernommen.« MA: »Aber Kollege A weiß doch kaum Bescheid!« PDL: »Das liegt nicht in Ihrem Verantwortungsbereich, sondern in meinem, falls Fehler passieren. Sie brauchen sich darüber keine Sorgen machen.« MA: »Ich kann aber keine Pflegeplanung.« PDL: »Es liegt eine Mappe mit Formulierungshilfen bereit, zudem steht Ihnen QB C. telefonisch bei Rückfragen zur Verfügung.« MA: »Ich kann aber das Programm nicht.« PDL: »Auch hier kann ich Sie beruhigen. C. ist für Sie auch die ›Hotline‹, wenn Sie Fragen zur Bedienung des Programms haben.« **Gewünschter Effekt:** Der Mitarbeiter wird merken, dass er mit Diskussionen und Ausreden nicht weiterkommt. Er wird – sobald er glaubt, einen Ausweg gefunden zu haben – immer wieder schmerzhalft auf den Kern zurückgeholt: die Erledigung seiner Aufgabe. Wenn der Mitarbeiter immer wieder erlebt, dass seine Vermeidungsstrategien verpuffen, wird er irgendwann damit aufhören und sich fügen. Wie schon beim Kapitel der Vermeidungsstrategien (▶ Kap. 3.7.2) gilt auch hier: Halten Sie den Mitarbeiter immer in der Konfliktzone und lassen Sie ihn nicht ausweichen.

Verhalten	PDL- Maßnahmen
Anweisungen werden nicht umgesetzt Springt nie ein	ABC-Formular* nutzen: 1. Fragen Sie den Mitarbeiter, was eine Anweisung oder eine Hiobsbotschaft (hier: drohendes Einspringen) emotional in ihm auslöst. 2. Dann soll der Mitarbeiter schildern, welche negativen Konsequenzen es für ihn hat, wenn er die Anweisung umsetzt/mithilft, den Dienstplan zu retten. 3. Im Anschluss soll der Mitarbeiter Ihnen schildern, was sich für ihn positiv verändert, wenn er die Anweisung umsetzt/einspringt.
Fühlt sich immer als Opfer	Selbstzweifel auflösen Wer sich ständig als Opfer der äußeren Umstände sieht, hat bestenfalls kein Selbstvertrauen und ist schlechtestenfalls zu faul, um seine Lebenssituation zu verbessern. Letzteren Typen kann eine PDL in ihrer Rolle als Vorgesetzte nicht verändern. Hier hilft nur kündigen (vgl. »Typ 3«). Verändern lässt sich wohl aber das »Opfer«, das voller Selbstzweifel ist. Hier ruht nämlich Potenzial. Das hebt die PDL so: 1. Die PDL fragt den Mitarbeiter konkret, was er angeblich nicht kann und lässt ihn das aufschreiben. 2. Die PDL lässt ihn im nächsten Schritt aufschreiben, was alles Schreckliches passieren kann. 3. Dann soll der Mitarbeiter jeden »Schrecken« nach seiner Eintrittswahrscheinlichkeit einschätzen (0 – »tritt nicht ein« bis 5 – »tritt in jedem Falle ein«). 4. Die PDL lässt den Mitarbeiter genau die Maßnahme durchführen, vor der er am meisten Angst hat. Sie sichert ihm volle Unterstützung und Begleitung zu. 5. Danach soll der Mitarbeiter die Ergebnisse schildern und aufschreiben. 6. PDL und Mitarbeiter vergleichen nun gemeinsam die Befürchtungen aus Schritt 2 mit den Ergebnissen aus Schritt 5. **Gewünschter Effekt:** Wenn die PDL diese Methode ein paar Mal durchführt, wird der Mitarbeiter möglicherweise mutiger und manchmal endlich zum »Täter« – kommt also aus dem Reagieren ins Handeln.

* ▶ Kap. 4.3

2.3 Leistungssteigerung im fachlichen/organisatorischen Bereich

Zugegeben – diese Methode ist sehr mühsam und zeitintensiv. Aber oft ist es so, dass kein besseres Personal auf dem Markt ist. Wenn sich vor allem Verhaltensweisen leistungsschwacher Mitarbeiter zum Guten verändern, wird sich das nachhaltig positiv auf das Betriebsklima auswirken. Zudem werden die leistungsstarken Mitarbeiter wahrnehmen, dass Sie mit Konsequenz und Geduld führen – nicht die schlechtesten Eigenschaften für eine Führungskraft! Ihre Geduld wird sich auszahlen. Denn wenn Mitarbeiter ein ehrliches Bemühen der Führungskraft spüren, dann folgen sie ihr auch.

Tab. 27: Leistungssteigerung im fachlichen/organisatorischen Bereich

Aufgabe	Maßnahmen
Pflegeprozessdokumentation erfüllt die Qualitätskriterien. Alle relevanten nationalen Expertenstandards werden umgesetzt.	• Leistungsdiagnose. • Die PDL führt eine Leistungsdiagnose durch, idealer Weise mit einer Pflege-und Dokumentationsvisite. • Sie entwickelt darauf basierend einen individuellen Anleitungsplan.
Touren werden nach Zeitvorgabe gefahren	Tourenvisite/Begleitung Bei permanentem Überschreiten der Zeiten fährt die PDL zwei Tage die Tour mit/stationär läuft sie morgens 3–4 Stunden mit. (Die PDL sollte das aber unangekündigt machen, ansonsten kann sie wahrscheinlich einen gelben Schein in die entsprechende Personalakte heften.) Mit Sicherheit wird sich der Mitarbeiter bei der Begleitung genau an die Tourzeit halten/stationär genau an die Vorgaben im Ablaufplan. So hat die PDL das Problem schnell gelöst. Fährt der Mitarbeiter irgendwann eine andere Tour und wiederholt das Spiel, dann fährt die PDL wieder zwei Tage unangekündigt mit bzw. begleitet stationär 3–4 Stunden.
Touren werden nach Vorgabe der Verordnungen und Aufträge gefahren/Bewohner nach Plan versorgt	Tourenvisite Siehe oben – Die PDL fährt unangekündigt auch hier zwei Tage mit. Der Mitarbeiter wird alles ordentlich abarbeiten. So nebenbei könnte die Pflegedienstleitung sogar Blindleistungen entlarven und entsprechend die Kostenvoranschläge anpassen. Vorgehen im stationären Bereich ebenso wie oben.

3.8 Fazit

»Wann soll ich das noch alles machen?« Dieser Ausruf einer Pflegedienstleitung ist berechtigt. Tatsächlich sind die Anforderungen – vor allem im Bereich der Personalführung – erheblich gestiegen. Und das alles bei gleich bleibender Arbeitszeit. Die nachstehende Grafik (▶ Abb. 10) zeigt den Vergleich, wie stark sich das Arbeitsfeld der PDL verändert hat und vor allem, wie hoch die Arbeitsverdichtung geworden ist.

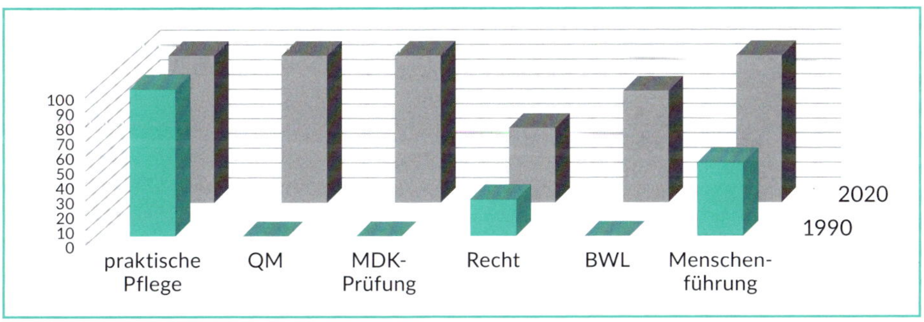

Abb. 10: Das Arbeitsfeld einer PDL.

Momentan befinden Sie sich in der misslichen Lage, den Status quo erst einmal akzeptieren zu müssen. Die Gegenwehr hilft Ihnen nicht weiter, weil sie unnötige Energie verschwendet und noch eher zu negativen psychischen und/oder körperlichen Folgen führen kann. Wichtig ist es aber auf jeden Fall, den nächsten Schritt zu gehen.

3.8.1 Gezielt handeln und große Effekte erzielen

Zum einen kann Ihnen die Anwendung der hier beschriebenen Methoden helfen, Ihren Arbeitsalltag zu vereinfachen. Vor allem dann, wenn es Ihnen gelingt, das Team dauerhaft hinter sich zu haben, entfallen in der Regel anstrengende Tätigkeiten wie das Stopfen von Löchern in Dienst- und Tourenplänen, die Rennerei nach Handzeichen auf den Leistungsnachweisen (ambulant) bzw. den Indikationsformularen (Bewegungsprotokolle, Einfuhrprotokolle, Wunddokumentation usw.) im stationären Bereich sowie der ewige Kampf mit der Pflegeprozessdokumentation.

Wahrscheinlich hilft Ihnen schon die Anwendung von einer oder zwei Methoden, um signifikante Verbesserungen im eigenen Arbeitsfeld zu erzielen. In diesem Abschnitt haben wir vor allem Themen der Mitarbeiterführung behandelt. Wir sind immer wieder auf die Schlagworte

- Einrichten in der Opferrolle,
- Ausredewege finden,
- Vermeidungsstrategien nutzen,
- hohe Empfindsamkeit zeigen

gestoßen und ich habe Ihnen einzelne Methoden zum Umgang damit vorgestellt. Tatsächlich kann schon die Anwendung von nur einer der beschriebenen Methoden Ihnen helfen, alle vier genannten Verhaltensweisen ein Stück weit zu heilen, da sie alle miteinander zusammenhängen (▶ Abb. 11).

Die Schnittmenge aller vier Verhaltensweisen ist ausgefüllt dargestellt. Damit ist gemeint, dass alle vier Verhaltensweisen zusammenhängen. Somit kann eine Coaching-Methode, die z. B. auf das Verhalten »Vermeidungsstrategien nutzen« abzielt, auch auf alle anderen Verhaltensweisen (zumindest zum Teil) wirken.

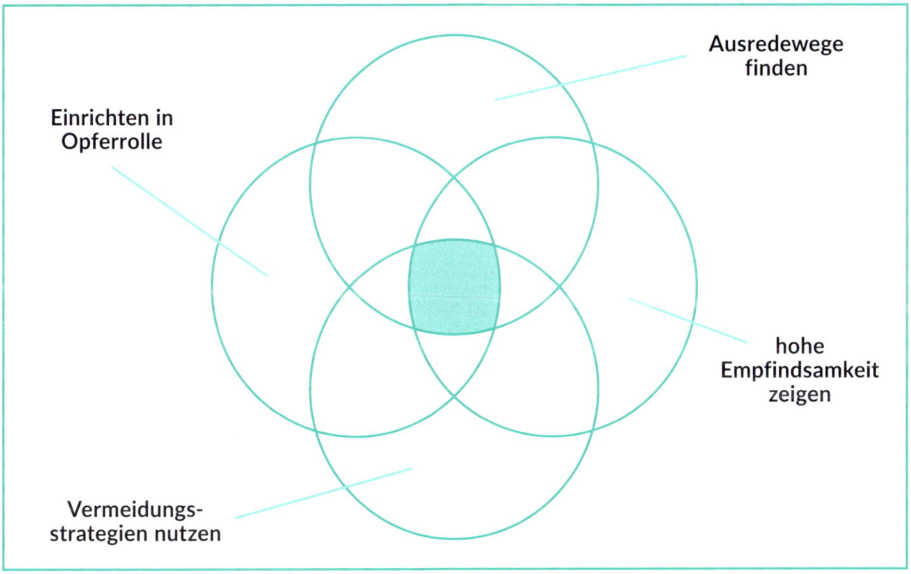

Abb. 11: Themen in der Mitarbeiterführung.

3.8.2 Machen Sie Ihre Situation öffentlich

Zum anderen möchte ich Sie ausdrücklich ermutigen, das Gespräch mit der nächst höheren Instanzen im Unternehmen zu suchen. Sie sollten dabei nüchtern und nachvollziehbar aufzeigen, wie sehr die Arbeitsverdichtung und die jeweiligen fachlichen und sozialen Anforderungen an den Job in den letzten zehn Jahren zugenommen haben.

So wissen manche Vorstände nicht, wie kräftezehrend der Job ihrer Pflegedienstleitungen geworden ist. Nicht weil diese es nicht wissen wollen – sondern weil sie es einfach nicht wissen können! Nicht wenige Vorstände in großen Trägerschaften haben schlichtweg keinen Schimmer vom Tagesgeschäft. Vielleicht lässt sich sogar auf Ihr Bitten ein Vorstandsmitglied mal darauf ein, zwei Tage bei Ihnen mitzulaufen, um ein Gefühl für Ihre Anforderungen und auch Ängste zu bekommen.

Sie sollen gar nicht unreflektiert Ihr Leid klagen. Vielmehr geht es darum, ganz sachlich einem breiteren Publikum klarzumachen, was mittlerweile an Ihrer Rolle als Pflegedienstleitung hängt und dass schon lange eine Belastungsgrenze überschritten ist.

Und natürlich brauchen Sie Hilfe. Deshalb formuliere ich im letzten Kapitel Forderungen an die Politik, deren Umsetzung zu einer dauerhaften Verbesserung Ihrer Situation als Pflegedienstleitung führen kann.

4 Forderungen an die Politik

Die Interviews mit den Pflegedienstleitungen (▸ Kap. 2) haben deutlich gemacht, dass es immer noch an vielen Dingen mangelt. Zusammengefasst können wir die Erwartungen der pflegerischen Leistungsebene mit dieser Aufzählung abbilden:

- Anpassung des Personalschlüssels nach oben,
- Erweiterung und Ausbau der Pflegestudiengänge,
- positive Außendarstellung des Arbeitsfeldes,
- positive Einflussnahme auf die Medien im Sinne der Pflege,
- einheitliche PDL-Ausbildung, die modernen Anforderungen entspricht.
- einheitliche Aufgabenbeschreibung von Pflegefachkräften und Pflegehelfern,
- Kontrollen von Vertragspartnern und Aufsichtsbehörden entsprechend der Regeln, sodass ein Entkommen »schwarzer Schafe« nicht möglich ist.

4.1 Gleiche Prüfregularien für alle

Die Kommunen sind natürlich bestrebt, hilfs- und pflegebedürftige Menschen unterzubringen und entsprechende Kapazitäten vorzuhalten. Der andere wichtige Akteur, die Pflegekassen, haben einen Sicherstellungsauftrag. So steht im § 69 SGB XI geschrieben: *»Die Pflegekassen haben im Rahmen ihrer Leistungsverpflichtung eine bedarfsgerechte und gleichmäßige, dem allgemein anerkannten Stand medizinisch-pflegerischer Erkenntnisse entsprechende pflegerische Versorgung der Versicherten zu gewährleisten (Sicherstellungsauftrag). Sie schließen hierzu Versorgungsverträge sowie Vergütungsvereinbarungen mit den Trägern von Pflegeeinrichtungen (§ 71) und sonstigen Leistungserbringern. Dabei sind die Vielfalt, die Unabhängigkeit und Selbständigkeit sowie das Selbstverständnis der Träger von Pflegeeinrichtungen in Zielsetzung und Durchführung ihrer Aufgaben zu achten.«*

Und genau hier fällt möglicherweise ein Problem an: Im Zuge des sich ständig verschärfenden Personalmangel fällt es zugelassenen Pflegeeinrichtungen immer schwerer, Patienten zu versorgen oder überhaupt noch aufzunehmen. Es gibt bereits etliche ambulante Pflegedienste, die Patienten kündigen mussten, weil schlicht und einfach zu wenig Personal vorhanden ist.

Das wiederum bringt die Pflegekassen in Zugzwang. Die Rettung erscheint zunächst in Form von Hedge-Fonds-finanzierten Altenpflege-Ketten. Diese sind billig[25] und sparen eben beim Personal (ambulant wie stationär) und bei der Versorgung der Heimbewohner (stationär). Wenn in einem Versorgungsgebiet nun eine solche Kette 800 stationäre und ambulante Pflegeplätze vorhält, während die restlichen Mitbewerber vielleicht 300 Plätze vorhalten, wird es niemals nach einer MDK-Prüfung zu Maßnahmen der Landesverbände der Pflegekassen kommen, um diesen Anbieter vom Netz zu nehmen. Dabei ist es völlig egal, wie mies die Versorgungsqualität tatsächlich ist. Ein kleiner privater Betreiber hingegen hat viel schneller mit Konsequenzen der Pflegekassen zu rechnen. Schließlich ist er bei weitem nicht so »systemrelevant« wie der große Anbieter.

Gleiches gilt für die Einschränkung der Betriebserlaubnis (»Belegungsstopp«) oder gar den Entzug der Betriebserlaubnis (»Schließung«) seitens der örtlichen Heimaufsichtsbehörden. Hier wird der kleine private Anbieter viel schneller sanktioniert als die große Kette.

Wenn schon die unsäglichen »MDK-Qualitätsprüfungen« durchgeführt werden müssen, wäre es wünschenswert, die gleiche Auslegung der Prüfkriterien für alle Anbieter auch gleich zu handhaben. Die umzusetzen, ist noch nicht einmal so schwer: So finden sich in der MDK-Prüfanleitung Ausfüllhilfen für die Prüfer, wann ein Kriterium erfüllt ist oder nicht. Würde man diese Ausfüllhilfen konkretisieren – und für so ein Projekt gibt es in Deutschland genügend QM-Experten in der Pflege – so könnte auch ein Prüfkatalog für alle Anbieter gleich angewendet werden.

Das Gleiche gilt für die verschiedenen Prüfkataloge der Heimaufsichten in Deutschland. Hierfür muss sich einfach mal ein politischer Wille bilden und die Politik sowie die Kassen müssen den Mut aufbringen, auch mal einen Hedge-Fonds-Konzern regional oder bundesweit vom Netz zu nehmen, wenn sich dieser nicht an die Spielregeln hält.

Sollten Heimaufsichten und Kostenträger hingegen den Eindruck haben, es handelt sich um eine »gefühlte« Ungleichbehandlung, so steht es ihnen frei, das Gegenteil zu beweisen. Entsprechende Untersuchungen und Analysen von Prüfergebnissen und Sanktionen auf Trägerschaften bezogen sollten kein Problem darstellen. Auch das wäre eine vertrauensbildende Maßnahme.

[25] http://www.altenheim.net/Infopool/Nachrichten/Anteil-privater-Heime-steigt-besonders-schnell

4.2 Die Macht der Kassen brechen

Schließen zwei Parteien einen Vertrag, geht man in der Regel davon aus, dass es sich um gleichberechtigte Partner handelt. Einer erbringt eine vertraglich geschuldete Leistung, der andere zahlt dafür. Dieses Gleichgewicht gibt es in der Pflege schon lange nicht mehr – und hat es wohl auch nie gegeben.

Auf der einen Seite stehen die mächtigen Kassen, die die Preise diktieren – auf der anderen Seite stehen die Altenhilfeträger und ertragen irgendwie die Situation. Eine solche Situation hat aber mit »Vertragspartnern« und »Augenhöhe« nichts mehr zu tun. Etliche Pflegeeinrichtungen werden gezwungen, unwirtschaftliche Vergütungen zu schlucken. Darüber hinaus ziehen v. a. die Krankenkassen alle Register, um mit allen nur erdenklichen Tricks insbesondere ambulanten Pflegediensten Knüppel zwischen die Beine zu werfen. Interessierte Zuschauer dabei sind die Politik und die großen Trägerverbände.

Die Politik hält sich gänzlich raus, schließlich gibt es ja das Prinzip der »Selbstverwaltung« zwischen Kostenträgern und Leistungserbringern. Auch manche Trägerverbände interessiert es herzlich wenig, ob die Pflegevergütungen für deren zahlende Mitglieder auskömmlich sind oder nicht. Oft bekommt man den Eindruck, manche Trägerverbände und Kassenvertreter einigen sich auf dem Golfplatz, wenn es um Vergütungsverhandlungen geht. Keiner tut dem anderen weh und das Spiel kann weitergehen. Alles auf dem Rücken der Einrichtungen, der Führungskräfte, Mitarbeiter und Patienten.

Dabei ist dieses System verrückt: Angelehnt ans Qualitätsmanagement erbringen die Pflegeeinrichtungen wertschöpfende Prozesse – sogenannte Kernprozesse. Die Kassen hingegen erbringen nur unterstützende Prozesse, die Verteilung von Versichertenbeiträgen an die Leistungserbringer. Damit sollte das Kräfteverhältnis eigentlich klar sein.

Die Kassen sind lediglich Hilfsarbeiter im System, sie arbeiten nur zu. Dennoch verschlingt allein die Verwaltung der Krankenkassen über 11,4 Milliarden Euro im Jahr (Stand 2018[26]). Würde die Verwaltung so effizient arbeiten wie eine Pflegedienstleitung und eine Pflege(fach)kraft unter permanenten Personalmangel in einer stationären und ambulanten Einrichtung, dürften sich die Kosten wohl mindestens halbieren. Zum Vergleich – 120.000 zusätzliche Vollzeitstellen bei einem Durchschnitts-Arbeitgeberbrutto von 3.600 Euro im Monat würden etwa 5,2 Milliarden Euro pro Jahr kosten.

[26] https://www.bundesgesundheitsministerium.de/fileadmin/Dateien/3_Downloads/G/GKV/KG1_2018.pdf

Die Politik ist hier an höchster Stelle gefordert, die Selbstverwaltung endlich aufzugeben und direkt aus dem Bundesgesundheitsministerium durchzuregieren. Die Macht der Kassen muss gebrochen werden und die Entscheidungshoheit endlich in die Hände der Politik zurück. Die Kassen haben nur eine einzige Aufgabe im System: Geld von ihren Versicherten einzusammeln und in Form angemessener Vergütungen an die Leistungserbringer zurückzugeben.

Auch die unsäglichen »Qualitätsprüfungen« sind endlich abzuschaffen. Die Länder haben die Möglichkeit, kraft ihrer Aufsichtsbehörden die Einrichtungen zu prüfen. Zudem ließen sich Landesheimgesetze mühelos so ändern, dass auch flächendeckend ambulante Dienste unter die Ägide fallen. Dann dürfte Schluss damit sein, dass die Pflegedienstleitungen jedes Jahr schauen müssen, dass die in der Pflegeprozessdokumentation fittesten Mitarbeiter kilometerweise Papier vollschreiben, damit eine »MDK-Prüfung« auch »bestanden« werden kann.

Würde man das System im Sinne »gleichberechtigter Vertragspartner« übrigens zu Ende denken, müssten ja Prüfgremien der Pflegeeinrichtungen in die Kranken- und Pflegekassen kommen und z. B. die Effizienz und vor allem die Gesetzestreue der dortigen Verwaltung prüfen.

4.3 Entscheidung zwischen Planwirtschaft und Marktwirtschaft

»Ein bisschen schwanger geht nicht«. Der Satz ist so logisch wie altbekannt. Jedoch hat man in unserer Branche das Gefühl, genau dieser Zustand wird angestrebt. Auf der einen Seite ist der Altenhilfemarkt dermaßen entfesselt, dass Hedge-Fonds-finanzierte Konzerne, die ausschließlich die Maximierung der Investorenrenditen als Unternehmensziel verfolgen, immer größere Marktanteile erzielen. Auf der anderen Seite wird die Altenhilfe bis ins kleinste Detail durchreguliert.

Der Unterschied zum freien Markt ist unbestritten die Tatsache, dass die zugelassenen Pflegeeinrichtungen überwiegend mit öffentlichen Mitteln – Steuergeldern und Sozialversicherungsbeiträgen – agieren. Dass da Rufe laut werden, die Gewinnmöglichkeiten zumindest zu begrenzen, ist verständlich. Es ist fraglos eine schwierige ethische Frage, ob mit Steuermitteln und Sozialversicherungsbeiträgen grenzenlose Gewinne erwirtschaftet werden dürfen.

In der Praxis läuft das so: Der Hedge-Fonds-Konzern verschafft sich durch seine Größe eine Einkaufsmacht und kann so für alle seine Filialen billig Waren einkaufen. So verdient der Konzern vor allem am Satz für Unterkunft und Verpflegung: Diese Unterkunftskosten beinhalten Freizeitveranstaltungen, die Kosten für Wärme, Strom, Wasser und die Wartung. Sie sind nicht zu vergleichen mit einer Miete, sondern eher mit den Betriebskosten einer Wohnung. Die Verpflegungskosten entstehen für die gesamte Verpflegung des Bewohners. Dazu können auch z. B. Kosten für das Personal gehören, das die Verpflegung zubereitet und anrichtet, sowie sonstige Erstellungskosten.[27] Tatsächlich kommen bei manchen Hedge-Fonds-Konzernen noch ca. 3 Euro am Tag beim Bewohner an, der als Wareneinsatz für 24 Stunden Essen und Trinken verwendet werden kann. 3 Euro am Tag für Essen und Trinken liegen noch ca. 2 Euro täglich unter dem Hartz-IV-Regelsatz[28]!

Eine weitere sprudelnde Renditequelle ist es, die Tätigkeiten für Hauswirtschaft auszulagern und das Personal in einer Tochter-GmbH unterzubringen. Die Investoren freuen sich so über hohe Renditen.

Diese Möglichkeiten haben vor allem kleine private Anbieter nicht. Vielmehr müssen sie sich bei Vergütungsverhandlungen vollkommen »nackt« machen und um jeden Euro zur Refinanzierung von nachweislich entstehenden Sachkosten kämpfen. Das Gleiche gilt für die schon lange umstrittenen Zuschläge für unternehmerisches Wagnis und unternehmerisches Risiko. Es ist für einen kleinen privaten Pflegeanbieter ohne massive juristische Hilfe nicht möglich, die Macht der Kassen zu brechen, die sich immer auf merkwürdige fixe Kostenverteilungsschlüssel zwischen Personal-, Sach- und Overheadkosten zurückziehen.

Fazit **Markt- und Planwirtschaft**

So kann man schnell zum Schluss kommen, dass die freie Marktwirtschaft in der Pflege für die großen Ketten durchaus existent ist. Für die kleinen Anbieter hingegen scheint es sich eher um planwirtschaftliche Vorgaben zu handeln.

Gerecht wäre insofern eine klare Richtlinie der Gesundheitspolitik: Soll der Pflegesektor für alle im Sinne der freien Marktwirtschaft funktionieren oder aber soll es planwirtschaftliche Vorgaben geben? Egal, auf was es am Ende hinausläuft – die Regeln und Rahmenbedingungen müssen für alle gleich sein.

---

[27] https://www.biva.de/beratungsdienst/kosten-im-pflegeheim/
[28] https://www.hartziv.org/regelbedarf.html

4.4 Unattraktive Arbeitszeiten entsprechend vergüten

In einer freien Marktwirtschaft spielt sich die Preisfindung in der Abwägung von Angebot und Nachfrage ab. Leider ist das insbesondere bei der Vergütung von Arbeitszeiten in der Nacht und bei Sonn- und Feiertagen kaum erkennbar. So sind ambulante Pflegedienste und stationäre Pflegeeinrichtungen gezwungen, zwar die gesetzlichen bzw. tariflichen Zuschläge für abseitige Arbeitszeiten zu zahlen – aber die Vergütung der Kassen ist bis auf wenige Ausnahmen gleich.

In der Praxis ist es aber vor allem seit dem grassierenden Pflegepersonalmangel so, dass Sie als Pflegedienstleitungen immer mehr Mühe haben, vor allem die Wochenend- und Feiertagsdienste zu besetzen. Am ehesten können Sie durch das Angebot zusätzlicher Prämien oder durch Gutschriften von Plusstunden Mitarbeiter zum Wochenenddienst bewegen. Wie problematisch die Besetzung von Wochenenden und Feiertagen mittlerweile ist, zeigt schon die Tatsache, dass viele Pflegefachkräfte in Zeitarbeitsunternehmen nur noch Einsätze von Montag bis Freitag annehmen.

In einer freien Marktwirtschaft passiert nun Folgendes: Der Pflegedienst kann die begehrten Wochenendeinsätze nur mit einem Aufschlag von – sagen wir – 100 Prozent anbieten. So würde im Beispiel der Einsatz für eine Grundpflege mit Inkontinenzversorgung unter der Woche 22 Euro zzgl. einer Anfahrtspauschale von 4 Euro, mithin 26 Euro kosten. An Wochenenden und Feiertagen hingegen würde der gleiche Einsatz 44 Euro zzgl. 8 Euro Anfahrtspauschale kosten, also 52 Euro. Der Aufschlag in Höhe von 100 Prozent müsste dann vollständig an den Mitarbeiter weitergegeben werden. Denn nur so ist dieser zu bewegen, den Wochenenddienst abzuleisten. Statt angenommener 20 Euro brutto (inkl. AG-Anteil) bekäme dieser nun 40 Euro inkl. AG-Anteil.

Im derzeitigen System aber bekommt der ambulante Pflegedienst in der Regel die gleiche Vergütung – egal, ob der Einsatz Mittwochvormittag oder Samstagnacht ist. Damit fehlen dem Pflegedienst die Mittel, finanzielle oder zeitliche Anreize für den Einsatz zu unbeliebten Randzeiten zu stiften.

Auch die stationären Einrichtungen haben ein ähnliches Problem, denn die notwendigen Aufschläge finden sich nirgends in den Pflegesätzen wieder. Somit haben auch stationäre Einrichtungen keine Chance, ein für Mitarbeiter marktgerechtes Angebot zu schaffen, um an den unbeliebten Randzeiten den Dienst zu verrichten.

Denn die Wahrheit ist das reale Marktgeschehen: Personal ist äußerst knapp und das Personal ist sich dessen vollauf bewusst. Es nutzt also naturgemäß seine Marktmacht. Durch den Personalmangel gibt es logischerweise auch eine Knappheit des Gutes »Pflege«. Hier sollten alle Anbieter ambulanter, teil- und vollstationärer Pflege endlich ihre Marktmacht gegenüber den Pflegekassen nutzen: Pflege ist sehr teuer, an den Randzeiten noch teurer. Entweder die Pflegekassen fügen sich dem Diktat des Marktes oder sie müssen sich etwas einfallen lassen, um ihrem Sicherstellungsauftrag[29] nachzukommen.

Auch die Patienten und deren Angehörige müssen dazulernen. Die Zeiten der Nullerjahre sind vorbei, wo Pflegeeinrichtungen und Pflegedienste auf der Suche nach Patienten/Bewohner waren. Viele Pflegedienste können abendfüllende Geschichten darüber erzählen, welche Extrawürste sie schlucken mussten, nur um an Patienten zu kommen. Jetzt aber hat sich der Markt gewandelt und der Patient hat sich der Situation des knappen Pflegeangebotes zu fügen. Wer den freien Markt will, kann nicht nur seine Vorteile genießen. Er muss auch akzeptieren, dass er als Marktteilnehmer auch einmal auf der Verliererseite steht. Das mag vor allem Angehörigen der 1940er-Generation sauer aufstoßen – ist aber unabänderliche Tatsache.

Wenn sich die Politik dazu entschließt, den planwirtschaftlichen Ansatz in der pflegerischen Versorgung aufzugeben, wird der Markt tatsächlich die Preise regulieren. Das wiederum gibt Geschäftsführern und vor allem Pflegedienstleitungen dann ganz andere Spielräume, unbeliebte Randzeiten zu besetzen. An dieser Stelle eine Übersicht der Zuschläge bis zur Grenze zur Steuerpflicht:

Wichtig **Steuerfreie Zeitzuschläge***

Der Zuschlag bleibt steuerfrei, soweit er den folgenden Anteil des Grundlohns nicht übersteigt:

- 25 Prozent für Nachtarbeit (20:00–06:00 Uhr)
- 40 Prozent für Nachtarbeit, wenn die Nachtarbeit vor 00:00 Uhr aufgenommen wurde
- 50 Prozent für Sonntagsarbeit (0:00–00:00 Uhr).
- 125 Prozent für Arbeit an gesetzlichen Feiertagen am Arbeitsort.
- 125 Prozent für Arbeit am 31. Dezember ab 14:00 Uhr
- 150 Prozent für besondere Feiertagsarbeiten (24. Dezember ab 14:00 Uhr, 25. und 26. Dezember und 1. Mai)

[29] § 69 SGB XI: Sicherstellungsauftrag der Pflegekassen

Wenn die Nachtarbeit vor 00:00 Uhr aufgenommen wird, sind abweichend folgende Sätze steuerfrei:

- 40 Prozent für Nachtarbeit in der Zeit von 00:00–04:00 Uhr
- 50 Prozent für Sonntagsarbeit in der Zeit von 00:00–04:00 Uhr, wenn der vorherige Tag ein Sonntag war
- 125 Prozent für Feiertagsarbeit in der Zeit von 00:00–04:00 Uhr, wenn der vorherige Tag ein Feiertag war
- 150 Prozent für Feiertagsarbeit in der Zeit von 00:00–04:00 Uhr, wenn der vorherige Tag ein besonderer Feiertag war

* https://www.lohn-info.de/zuschlaege_steuerfrei.html

4

Info

Sonn- und Feiertagszuschläge sind nicht kumulativ anzuwenden. Der Nachtarbeitszuschlag ist hingegen kumulativ anzuwenden. Ist der Sonntag also ein Feiertag, kann nur der jeweilige Feiertagszuschlag steuerfrei gezahlt werden. Der Nachtarbeitszuschlag in Höhe von 25 oder 40 Prozent kann zusätzlich zum Sonntags- oder Feiertagszuschlag steuerfrei gezahlt werden.

4.5 Schluss mit Aussitzen

Der Job der PDL ist interessant und abwechslungsreich. Das dürfte viele Pflegekräfte reizen, irgendwann diese Laufbahn einzuschlagen. Vor allem im ambulanten Bereich haben Sie als PDL einen unglaublichen Gestaltungsspielraum – solange Sie nicht in einer Hegde-Fonds-Kette arbeiten. Dennoch müssen aus meiner Sicht zwei elementare Dinge getan werden:

Entweder entlohnt man Pflegedienstleitungen auf dem Niveau von Geschäftsführern – je nach Größe der zu leitenden Einheit also zwischen 70.000 und 140.000 Euro jährlich – oder man schafft gesetzliche Rahmenbedingungen, um die Tätigkeit der PDL wieder auf die Steuerung der pflegerischen Prozesse zu reduzieren – bei gleichzeitiger Schaffung von Rahmenbedingungen, innerhalb derer die PDL dieser Aufgabe auch nachkommen kann.

Darüber hinaus müssen Stellenbeschreibungen von Pflegedienstleitungen so gestaltet werden, dass sie Budgetverantwortung haben. Nur dann werden sie auch in die Lage versetzt, die an sie gestellten hohen Anforderungen zu realisieren.

Die zweite Forderung zieht allerdings nach sich, dass sich die PDL-Ausbildung radikal ändert. Die Anforderungen an die betriebswirtschaftlichen und rechtlichen Inhalte müssen deutlich nach oben geschraubt werden, zudem sollte es Module zum Coaching in der Ausbildung geben.

Eine Akademisierung der Ausbildung bringt uns hier nicht weiter: Es geht nicht um ein theoretisches Aufpumpen der Ausbildung, sondern vielmehr um eine Art Meisterausbildung wie im Handwerk. Die bisherigen Pflegestudiengänge hingegen sind sämtlichst untauglich, um eine PDL auf die Arbeitspraxis vorzubereiten. Von dieser Seite ist keine Hilfe zu erwarten. Vielleicht können Trägerverbände einmal eine Initiative für eine wirklich gute, praxisnahe und fundierte PDL-Ausbildung starten.

Zudem sollten Träger umdenken: Eine Investition in Coaching mit dem Ziel der mentalen Stärkung einer PDL ist nicht zu teuer und gefährdet auch nicht die eigenen komfortablen Vorstandssessel. Im Gegenteil: Eine psychisch stabile Pflegedienstleitung, die sich blind auf den Rückhalt ihrer Vorgesetzten verlassen kann, ist so leistungsstark, dass sie einen erheblichen Beitrag zum Unternehmenserfolg leistet. Gerade manche Träger sollten endlich mal von der »Zwölf bis Mittag«-Denke abrücken (schnelle und hohe Renditen, egal was morgen kommt) sondern mittel- bis langfristig planen. Das gibt vielleicht keine kurzfristigen Traumrenditen, dafür aber stabile und verlässliche Renditen über einen langen Zeitraum.

Wird man all das nicht machen und das Arbeitsfeld sowie die Ausbildung der ambulanten und stationären Pflegedienstleitungen nicht signifikant verbessern, wird es schon in fünf bis zehn Jahren einen dramatischen Mangel an Pflegedienstleitungen geben. Denn wer möchte für ein Gehalt, das deutlich unter dem deutschen Durchschnittsgehalt liegt, seine Existenz riskieren?

4.6 Das Rothgang-Gutachten zur Personalbemessung und Pflegefinanzierung

Der in der Branche bekannte und renommierte Professor Dr. Heinz Rothgang[30] von der Universität Bremen hat schon in 2019 eine Studie zur Quantifizierung der Personalverbesserung in der stationären Pflege vorgelegt. Die Ergebnisse lassen sich im Wesentlichen so darstellen:

- Zusatzzeitbedarfe bei Heimbewohnern nehmen mit dem Pflegegrad zu.
- Die Zusatzzeitbedarfe ergeben sich aus Mengen- und Zeitkomponenten.
- Der Zeitbedarf ist zum großen Teil auf Kommunikations- und Schutzmaßnahmen zurückzuführen.
- Der Personalmehrbedarf zeigt sich vor allem im Bereich der Pflegehelfer.
- Die aktuell einheitliche Fachkraftquote von 50 Prozent kann demnach durch einrichtungsindividuelle Qualifikationsstrukturen abgelöst werden, wobei Einrichtungen mit einem höheren Pflegegradschnitt auch eine höhere Fachkraftquote benötigen.
- Eine Durchschnittseinrichtung in Deutschland benötigt nur noch eine Fachkraftquote von 38 Prozent, weil der Anteil der Fachkraftzeit entsprechend ist.
- Der Personalzuwachs würde absolut ca. 35 Prozent betragen.

Eine sofortige Umsetzung dieses Personalzuwachses ist natürlich unrealistisch, weil hierfür schlicht und einfach die Bewerber fehlen. Das macht Professor Rothgang in diversen Vorträgen auch immer wieder deutlich. Aber aus seiner Sicht spricht nichts gegen eine stufenweise Umsetzung.

Für die Branche im Allgemeinen und für Sie als Pflegedienstleitung vor Ort wäre eine Umsetzung der Rothgang'schen Ergebnisse nicht weniger als eine Revolution. Denn während in der Gesamtwirtschaft die Arbeitsverdichtung immer mehr zunimmt, würde es für die Altenpflege das Gegenteil bedeuten! Der fortwährende Anstieg der Arbeitsverdichtung würde sich so umkehren. Für eine Pflegedienstleitung würden sich im Grunde zwei wesentliche Perspektiven eröffnen:

1. Für die grundpflegerische Versorgung würde das einen erheblichen Zuwachs an Pflegezeit geben.
2. Fachkräfte hätten mehr Luft für die Pflegeprozessdokumentation.

---

30 Rothgang R (2020): Entwicklung und Erprobung eines wissenschaftlich fundierten Verfahrens zur einheitlichen Bemessung des Personalbedarfs in Pflegeeinrichtungen nach qualitativen und quantitativen Maßstäben gemäß § 113c SGB XI (PeBeM). Abschlussbericht. Bremen.

Zugegeben, es ist traurig, dass man den zweiten Aspekt überhaupt so erwähnen muss. Aber solange offenbar zwischen den Kostenträgern und den Verbänden der Leistungsträger Konsens darüber besteht, dass die ausufernden Autorentätigkeiten unabdingbar für eine gute Versorgungsqualität sind, ist dies bittere Realität und müssen dieses Aufgaben im Arbeitsalltag abgebildet und ordentlich durchgeführt werden.

Zumindest heute kann man vorsichtig optimistisch sein, dass es zu besseren Personalschlüsseln kommt. Was heute zum Zeitpunkt der Fertigstellung dieses Buches noch unklar ist, ist, wie sich das auf die ambulante Pflege auswirken wird. Zwar gibt es schon heute über den § 89 Abs. 1 Satz 4 SGB XI die Möglichkeit, Tariflöhne oder tarifähnliche Löhne refinanzieren zu lassen. Gleiches gilt im § 132a Abs. 4 Satz 7 SGB V. Unklar ist aber nach wie vor, wie ein geeignetes Personalbemessungsverfahren in der ambulanten Pflege aussehen kann und somit eine entsprechend höhere Vergütung für die Leistungen ambulanter Dienste erzielt werden kann, um mehr Personal einsetzen zu können.

Aber wie schon gesagt: Tatsächlich kann es zu einer Verringerung der Arbeitsverdichtung in der Altenpflege kommen, was ein enormer Gewinn für die Branche und alle Beteiligten in den Einrichtungen und Pflegediensten wäre.

4.7 Die Darstellung der Pflege in den Medien

Sex sells – so lautet die Erfolgsformel der Medien seit jeher. Sexy sind natürlich nur Pflegeskandale, am besten mit vielen toten Heimbewohnern, aber auch die Bilder abgemagerter und gefesselter Heimbewohner verkaufen sich wunderbar. So wird der Öffentlichkeit suggeriert, wie schlimm alles in der Pflege ist. Seit ein paar Jahren werden in den Medien auch zunehmend gern Betrugsfälle so weit aufgepumpt, dass der branchenfremde Nutzer irgendwann glaubt, in unserer Branche würden nur Verbrecher arbeiten. Tatsächlich sind Schlagzeilen wie »Milliardenbetrug in der Pflege« und »Russen-Mafia in der Intensivpflege« wenig hilfreich. Zum einen entbehren die Milliardensummen, die in Schlagzeilen kolportiert werden, jeder Grundlage. Um die Krankenkassen um eine Milliarde Euro zu betrügen, müsste man knapp 4.000 Intensivpatienten so abrechnen, dass tatsächlich in einem ganzen Jahr nicht eine Minute eine Pflegefachkraft vor Ort war. Dabei gibt es bundesweit nur knapp 20.000 Patienten bei Leistungsausgaben von 1,9 Milliarden Euro[31], die im Rahmen der außerklinischen Intensivpflege versorgt bzw. geleistet werden. Zum anderen ist die Diffamierung einer gesamten Bevölkerungsgruppe (»die kriminellen Russen«) auch nicht gerade förderlich für das allgemeine Zusammenleben.

Während der Corona-Krise im Jahr 2020 gab es ein paar Wochen mal mediale Aufmerksamkeit für die Pflege durch abendlichen Applaus. Was die Branche vermisst, sind die guten Geschichten über Pflegeeinrichtungen: Dort, wo sich Betreiber, Führungskräfte und Mitarbeiter trotz der schwierigen Rahmenbedingungen für ihre Bewohner bzw. Patienten einsetzen, um ihnen einen angemessenen, würdigen und den Umständen entsprechend angenehmen Lebensabend zu ermöglichen. Es gibt so viele gute Einrichtungen und so viele gute Geschichten, die unsere Branche schreibt. Wie wäre es, wenn die Medien einmal diese Perspektive zeigen würde? Das würde helfen, die in der Gesellschaft tief verankerte Angst vor Pflegebedürftigkeit etwas aufzuweichen. Und es würde vor allem Führungskräften nutzen: Denn so wird einem breiten Publikum gezeigt, wie hart es ist, mit wenig Ressourcen jeden Tag wieder Erfolge zu erzielen. Solche Erfolgsgeschichten fehlen in den Medien. Hier wäre auch ein verantwortungsbewusster Gesundheitsminister und weitere Gesundheitspolitiker gefragt, die genau diese Veröffentlichungen von Erfolgsgeschichten forcieren sollten.

[31] https://www.der-paritaetische.de/fachinfo/soziale-arbeit-und-unterstuetzung/antwort-der-bundesregierung-auf-die-kleine-anfrage-der-fraktion-buendnis-90die-gruenen-zur-ausserklini/

5 Fazit – oder: Der Blick in die Glaskugel

Eine bessere Personalausstattung mit einer besseren Bezahlung der Mitarbeiter kann auch für die Pflegedienstleitungen einen entlastenden Effekt haben. Sollte sich in der Altenpflege im Fachkraftsektor eine Durchschnittsentlohnung von 3.500 bis 4.000 Euro inklusive Zuschlägen manifestieren, werden sich viele Fachkräfte dreimal überlegen, den Beruf zu verlassen. Denn ein solches Gehalt wird für die meisten Kräfte außerhalb des Pflegeberufes nicht realisierbar sein, da das Mediangehalt in Deutschland für einen Vollzeitarbeitnehmer bei ca. 2.500 Euro brutto im Monat[32] liegt. Mediangehalt bedeutet, dass genau 50 Prozent weniger als die ca. 2.500 Euro verdienen und genau 50 Prozent eben mehr.

Verbesserungen bei der Personalausstattung und bei der Bezahlung dürften also zwei ganz wesentliche Faktoren sein, den Pflegenotstand zu lindern. Das wiederum dürfte Ihre Arbeit als Pflegedienstleitungen wieder leichter machen: Wenn endlich geschriebene Dienstpläne weder verbindlich sind und das Umschiffen von Wochenend- und Feiertagsdiensten im Portemonnaie der Mitarbeiter spürbare Krater hinterlässt, können Sie sich endlich wieder auf Ihre Kernaufgaben zurückziehen: Weiterentwicklung der Pflegequalität, fachliche und methodische Weiterentwicklung des Teams, stabiler Rückhalt (»Fels in der Brandung«) für das Team und Mitwirkung bei der Unternehmensentwicklung.

[32] https://www.focus.de/finanzen/karriere/einkommensverteilung-nach-perzentilen-so-viele-menschen-verdienen-in-deutschland-weniger-als-sie_id_10552510.html

5.1 Wer soll das alles bezahlen?

Stand Ende 2020 soll der Eigenanteil für Heimbewohner gedeckelt werden. Momentan beträgt der durchschnittliche Eigenanteil für einen Heimplatz ca. 2.000 Euro. Die Kosten implizieren einen Eigenanteil für die Pflege, den Satz für Unterkunft und Verpflegung sowie den Anteil der Investitionskosten. Dafür bekommt der Bewohner ein Einzel- oder Doppelzimmer, sieht im Schnitt ca. 90 Minuten am Tag eine Pflegekraft und bekommt mit Glück den Hartz-IV-Regelsatz in Sachleistung beim Essen und Trinken zugebilligt. Wenn er in einem Heim eines Hedge-Fonds-Konzerns liegt, gibt's mit Glück 60 Prozent vom Regelsatz. Bei einer Standardrente von etwa 1.400 Euro[33] sind dann noch 600 Euro offen. Dann ist das Privatvermögen fällig, die Ehepartner und ansonsten das Sozialamt.

Im ambulanten Bereich sieht es nicht viel besser aus. So ist bei einem Patienten mit Pflegegrad 3 das Sachleistungspotenzial in Höhe von 1.298 Euro plus 125 Euro Entlastungsbetrag oft schon aufgezehrt, wenn der Pflegedienst morgens zur Ganzwaschung und Inkontinenz Versorgung kommt und abends noch zu einer Teilwäsche – mit Glück ist auch noch der abermalige Vorlagenwechsel drin. Und für die 125 Euro gibt es in der Praxis wahlweise vier Stunden im Monat Wohnungsputz oder Betreuung. Alles, was darüber hinausgeht, ist selber zu tragen.

Selbst Teilen der Politik dämmert es so langsam, dass man so nicht mit alten Menschen umgehen kann. Wobei im Stillen die Angst vor Revolutionen an der Wahlurne wahrscheinlicher ist, wenn eine alternde Bevölkerung in die Altersarmut getrieben wird. Deshalb hat der Ende 2020 amtierende Gesundheitsminister immerhin eine minimale Richtungsänderung vor: Die Eigenanteile für die Pflege, die heute bei 784 Euro im Monat – Tendenz: stark steigend – liegen, sollen bei 700 Euro gedeckelt werden. Dafür wird der Minister gelobt.

Doch die Richtungsänderung greift zu kurz: Ursprünglich war 1995/96 zum Start der Pflegeversicherung vorgesehen, dass der Anteil für die Pflege komplett von der Pflegeversicherung übernommen wird, die Investitionsaufwendungen vom Staat und nur der Anteil für Unterkunft und Verpflegung beim Heimbewohner verbleibt, was ja auch vollkommen richtig gedacht war. Doch heute ist die Realität, dass der Anteil für Unterkunft und Verpflegung explodiert und auch die Refinanzierung der Investitionskosten entfällt. Und vor allem hier müsste wesentlich klarer nachgebessert werden. Denn die Infrastruktur muss komplett vom Staat übernommen werden. Ansonsten kommt es immer wieder zu Fällen der indirekten Zwangsenteignung, wenn

[33] https://www.mystipendium.de/geld/durchschnittsrente

der Heimbewohner irgendwann Immobilienbesitz verkaufen muss, um sein Doppelzimmer auf der mit urinresistentem Linoleumboden verzierten 40-Plätze-Station zu bezahlen.

Zur besseren Ausfinanzierung der Pflegeversicherung – man spricht über knapp 10 bis zu über 24 Milliarden Euro im Jahr[34] – gibt es im Kern diese Vorschläge:

- Erhöhung der Pflegeversicherungsbeiträge,
- Erhöhung der Steuerzuschüsse,
- Einführung einer Bürgerversicherung und Berücksichtigung aller Einkommen außerhalb der Erwerbsarbeit bei der Erhebung von Sozialbeiträgen,
- Übernahme der Behandlungspflege in Heimen durch die Krankenversicherung,
- Reduktion von Verwaltung.

Alle diese Möglichkeiten dürften ausgeschöpft werden. Zu den Investitionskosten ist nicht mehr viel zu sagen, hier könnten Steuermittel greifen. Die Erhöhung der Pflegeversicherungsbeiträge – möglicherweise auch über eine Dynamisierung – könnte in Kombination mit einem Modell einer Bürger-Pflegeversicherung funktionieren. Denn wenn sämtliche Privatversicherte und Beamte mit ein eine Bürgerversicherung zahlen würden, ebenso sämtliche Einkommen außerhalb der Erwerbsarbeit (z. B. Mieteinnahmen, Einnahmen aus Aktien usw.) und gleichzeitig die Beitragsbemessungsgrenze erheblich nach oben (z. B. auf 250.000 Euro Einkommen im Jahr) gesetzt werden könnte, gäbe es schon eine erheblich bessere Ausfinanzierung.

Auch die Finanzierung der Behandlungspflege in den Heimen hat in der Pflegeversicherung nichts verloren, sondern gehört in die Krankenversicherung. So wie es im ambulanten Bereich gang und gäbe ist.

Was in der Öffentlichkeit überhaupt nicht diskutiert wird, sind die über 11 Milliarden Verwaltungskosten, die die Kranken- und Pflegekassen jährlich produzieren. Zum Vergleich: Die Aufwendungen für die außerklinische Intensivpflege liegen für die Krankenkassen bei nicht einmal 2 Milliarden Euro. Wir sprechen immer mehr über Digitalisierung in der Pflege und den damit verbundenen Einsparungen im Verwaltungsbereich. Diese Diskussion könnte auch mal auf die gigantische Verwaltung der Kostenträger überschwappen. Mit Sicherheit lassen sich allein schon dank der Digitalisierung ein paar Milliarden pro Jahr einsparen, die dann 1:1 für Leistungen der Grund- und Behandlungspflege aufgewendet werden können.

Die Politik muss der Bevölkerung nur das sagen, was diese aber längst weiß: Pflege wird immer teurer werden und im Gesamtetat von Bund und Ländern sowie den So-

[34] https://www.bertelsmann-stiftung.de/de/themen/aktuelle-meldungen/2019/november/wie-die-pflegeversicherung-generationengerechter-finanziert-werden-kann

zialversicherungskassen einen immer größeren Anteil bekommen. Diese Realität mag nicht populär sein – aber es ist die Realität. Besser ist es, die Politik akzeptiert dies frühzeitig, dann wird die Zunahme von Pflegebedürftigkeit auch gesamtgesellschaftlich nicht mehr ein solches Schreckensszenario sein.

5.2 Eine gewagte These – Es gibt ein schnelles Ende des Personalmangels in der Pflege!

Dieses Buch ist inmitten der Corona-Krise 2020 entstanden und enthält mit Sicherheit die eine oder andere gewagte und auch provokante Aussage. Insofern ist es aus meiner Sicht schon fast Pflicht, dieses Buch mit einer weiteren gewagten These – diesmal die Zukunft betreffend – zu beenden:

Die Anti-Corona-Maßnahmen der Kanzlerin und der Ministerpräsidenten haben für den Einzelhandel möglicherweise fatale Folgen. Hierzu ein Beispiel: Wenn 100 inhabergeführte Einzelbetriebe mit durchschnittlich vier Mitarbeitern je Betrieb in der Gastronomie durch Lockdowns kaputtgehen, wird nach der Krise die Nachfrage nach Pommes und Schnitzel nicht nachlassen. Diese aber wird möglicherweise nun durch eine große Gastro-Kette befriedigt. Diese aber benötigt statt 100 Köchen und 400 Kellnern wahrscheinlich nur noch 50 Köche und 200 Kellner, weil die Arbeit entsprechend verdichtet wird. Zudem dürften die Köche und Kellner deutlich weniger Netto in der Tasche haben. Rechnet man dieses Beispiel nun auf alle Branchen hoch, die bislang durch inhabergeprägte Betriebe geprägt waren und nun von großen Ketten und Konzernen übernommen werden, braucht man nicht viel Fantasie haben, um sich vorzustellen, was in zwei, drei Jahren mit den Arbeitslosenzahlen passiert.

Sollte dieses Szenario eintreten, könnte sich der strukturelle Personalmangel in der Pflege schnell umkehren: Denn anders als in den meisten Branchen bekommen wir – wenn die Rothgang-Ideen auch nur im Ansatz umgesetzt werden – weniger Arbeitsverdichtung in der Pflege. Zudem zeigt der Trend bei den Gehältern in der Pflege deutlich nach oben. Ganz abgesehen davon, dass die Anzahl der Pflegebedürftigen stetig steigt. Eine natürliche Reaktion des freien Marktes ist doch, dass es bei einer sonstigen Arbeitsplatzverknappung (wie oben geschildert) zu Wanderungsbewegungen hin zum Pflegeberuf kommt. Vor allem auch, weil in der Pflege nicht einfach nur die Löhne steigen – sondern stark steigen, sodass es auch zu einer signifikanten Verbesserung der Kaufkraft kommen kann.

Es kann auch alles ganz anders kommen – aber das ist aus meiner Sicht beim Blick in die gut polierte Glaskugel eine mögliche Situation in nicht allzu ferner Zukunft. Hoffnung macht diese Vision allemal für unsere Branche und vor allem Sie, unsere Pflegedienstleitungen, um die es hier vor allem ging!

Literatur

Häseler I (2010): Stellenbeschreibungen für Einrichtungen der Altenpflege. Schlütersche Verlagsgesellschaft, Hannover.

König J (2019): Was die PDL wissen muss. Schlütersche Verlagsgesellschaft, Hannover.

König J, Schneider M (2021): Neu als PDL. 2. Akt. Aufl. Schlütersche Verlagsgesellschaft, Hannover.

Radatz S (2018): Beratung ohne Ratschlag. Verlag systemisches Management, Wien.

Ready R, Burton K (2019): NLP-Grundlagen für Dummies. Wiley VCH, Weinheim.

Ronald R (2018): Behandlungspflege 2018/19: Kommentar und 60 Praxisfälle zu § 37 SGB V. Vincentz Network, Hannover.

Rothgang R (2020): Entwicklung und Erprobung eines wissenschaftlich fundierten Verfahrens zur einheitlichen Bemessung des Personalbedarfs in Pflegeeinrichtungen nach qualitativen und quantativen Maßstäben gemäß § 113c SGB XI (PeBeM). Abschlussbericht. Bremen.

Schlürmann B (2018): BWL für die PDL. Schlütersche Verlagsgesellschaft, Hannover.

Register